EL BOTIQUÍN DE KARIM

KARIM A NESR

Karim A Nesr

Contacto:

karimanesr@hotmail.com

Karim A Nesr

SALUDOS

¡Hola, querido lector o lectora!

Espero que disfrute mucho de este libro que ha sido creado como un manual de consulta y aprendizaje para tener siempre a mano en casa o cuando estamos de viaje.

Cada día es una aventura nueva en nuestras vidas y nos enfrentamos a nuevos retos, a veces con recursos para enfrentarlos y otras muchas nos encontramos sin saber que hacer, sobre todo en lo referente a la salud.

Además, cuando nos enfrentamos a un problema relacionado con la salud, hay factores que hacen que nos sea más difícil actuar de una forma sosegada y eficiente, sobre todo cuando es un familiar o una persona cercana quién necesita ayuda. Una de las mejores formas de saber mantener la calma para actuar de la mejor forma posible en estos casos, es tener claro en nuestra mente cuáles son los pasos que seguir, esto nos aporta la seguridad y serenidad necesarias para afrontar cualquier situación.

En este libro encontrará las enfermedades y problemas de salud más comunes a que se enfrenta cualquier hogar y la forma de afrontarlos de un modo natural y efectivo.

Como le dije al principio, léalo, aprenda y ojalá use muy poco estos conocimientos y valiosos consejos que le brindo como si usted fuera parte de mi familia o un amigo, como uno más de mis seres queridos. Cuando lo haya leído, me encantaría saber qué le ha parecido y cómo le ha hecho sentir.

Su opinión es muy importante para mí y para la difusión de mi trabajo. Por eso, le pido un pequeño favor: ¿podría dejar una reseña de 5 estrellas en Amazon?

Las reseñas de 5 estrellas son el mejor regalo que puede hacerme como autor, ya que me ayudan a llegar a más personas, a mejorar mi posicionamiento en Amazon y a seguir escribiendo más libros para usted.

Además, si deja una reseña de 5 estrellas, le voy a dar un regalo sorpresa exclusivo: Solo tiene que enviarme un correo con el enlace a su reseña a

karimanesr@hotmail.com

Debe indicar en el asunto: **Reseña EL BOTIQUÍN DE KARIM,** y se lo enviaré enseguida.

Si además me envía una foto del libro habrá una sorpresa extra, además de mi profundo agradecimiento ¡me encanta recibir sus fotos!

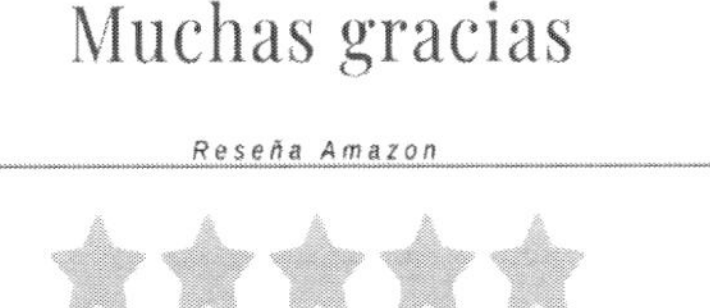

Dejar una reseña de 5 estrellas es muy fácil y rápido. Solo tiene que hacer clic en el enlace al libro en Amazon y escribir unas pocas palabras sobre lo que más le ha gustado del libro, también si ha echado en falta algún consejo, valoro enormemente las sugerencias porque mi intención es aportar valor y brindarle las mejores herramientas para que esté sano y fuerte.

Le agradezco de antemano su colaboración y su apoyo. Espero que siga leyendo mis libros y que me siga contando sus impresiones.

Un abrazo.

Karim

Karim A Nesr

CONTENIDO

Karim A Nesr

EL BOTIQUÍN DE KARIM

KARIM A NESR

Karim A Nesr

Recursos útiles

Vea suplementos que no contienen aditivos en:

Karim A Nesr / Linktree

También puede encontrarme en

Twitter / X: @karimanesr

En mi blog: **www.karimanesr.com**

Y en **Patreon Karim A Nesr** donde puede obtener Consultas Integrativas Personalizadas, acceso a cientos de artículos exclusivos que no encontrará en otro lugar, adelanto de mis libros en primicia, Bio-Protocolos 100% prácticos para protegerse de los tóxicos y revertir el daño que causan… y el último Bio-Protocolo 5G sobre la contaminación electromagnética es una herramienta indispensable para todas las familias.

ESCANEANDO ESTOS CÓDIGOS PUEDE ACCEDER A MI PATREON Y A MI LINKTREE DESDE SU MÓVIL

"Los ojos son el punto donde se mezclan alma y cuerpo."

- Friedrich Hebbel

MIS LIBROS

Secretos para tener un sistema inmune poderoso ¡y feliz!

Este libro aborda cómo fortalecer el sistema inmunológico y cuidar la salud de manera práctica. Proporciona herramientas, plantas, nutrientes y recetas para prevenir y curar infecciones oportunistas.

Secretos para tener una salud visual perfecta

En este libro, comparto consejos prácticos para cuidar los ojos y mejorar la visión. En él le proporciono herramientas y técnicas para mantener una salud visual óptima.

Cómo vivir mejor con fibromialgia

Este libro ofrece orientación específica para quienes padecen fibromialgia. Proporciona consejos sobre el manejo del dolor, el descanso, la alimentación y cómo mejorar la calidad de vida a pesar de los síntomas.

Cómo vivir mejor con Síndrome de fatiga crónica (Encefalomielitis Miálgica)

Enfocado en las personas que sufren de fatiga crónica, este libro ofrece estrategias para manejar la energía, mejorar el sueño y mantener una vida activa y equilibrada.

El Botiquín de Karim

Este que tiene en sus manos que es el quinto y no va a ser el último.

Para acceder a ellos solo tiene que poner mi nombre **Karim A Nesr en el buscador de Amazon** o consultarme en X / Twitter

Esta lista seguirá creciendo porque sigo investigando, aprendiendo y escribiendo para usted más libros que ayuden a muchas personas porque usted ya sabe cuál es mi mayor deseo, verlos sanos.

ALGUNOS TESTIMONIOS

Aquí puede ver algunos testimonios de lectores de mis anteriores libros.

Como tener un sistema inmune poderoso ¡y feliz!

George:

Sigo al autor en redes sociales. Todos los que seguimos a Karim deberíamos comprar el libro, simplemente para agradecer la ayuda que da a los demás y de forma desinteresada. Yo he descubierto gracias a él la buena suplementación, la buena alimentación, etc.

El libro es una buena fuente de conocimiento que te ayuda a alimentarte correctamente para estar más sano y fuerte. Se lee rápido, ya que es corto y va al grano, tiene alguna receta muy interesante y la forma de hacerla. Recomiendo su compra, y si no conoces al autor ¿a qué esperas para comprar el libro y seguirlo en redes?

Secretos para tener una salud visual perfecta

Carlos, 30 años:

"Mi astigmatismo solía causarme dolores de cabeza constantes. Comencé a aplicar los consejos del libro y, poco a poco, mi visión mejoró. Ahora puedo trabajar frente a la computadora sin molestias".

Como vivir mejor con fibromialgia

María José:

Me diagnosticaron fibromialgia y síndrome de fatiga crónica en 2005. Aunque creo que tengo la enfermedad desde niña.

He leído mucho sobre fibromialgia durante estos años y casi siempre dicen lo mismo. Este libro también, pero la gran diferencia es que aquí te dan soluciones, consejos útiles, pautas que con el tiempo vas descubriendo por tu propia experiencia.

Este libro es magnífico para las personas que están empezando a lidiar con la enfermedad. Ojalá hubiera tenido una guía tan completa cuando, después de años y años, fui diagnosticada.

Ahora tengo 54 años. En 2005, cuando ya estaba desesperada y harta de que me trataran como quejica, loca, etc.…tenía 39 años, 3 hijos adolescentes y la incapacidad laboral absoluta para todo tipo de trabajo por tener y sufrir una enfermedad rara llamada cistitis intersticial.

Recomiendo este libro por ser claro y valiente a la hora de describir los síntomas y por dar soluciones a problemas cotidianos.

Como Vivir Mejor con Síndrome de fatiga crónica (Encefalomielitis Miálgica)

Sarah Gibran:

Después de leer " Cómo vivir mejor con fibromialgia" que me ayudó muchísimo para ir cambiando hábitos y dando los primeros pasos después de pasar una época muy dura, decidí comprar este manual sobre fatiga crónica. Estaba cansada de estar cansada, de no poder hacer las cosas más sencillas, de no poder aceptar compromisos... este manual es muy completo y he encontrado en él comprensión, paz y soluciones para el día a día. Es muy útil, deberían leerlo no solo los afectados, sino también familiares y profesionales médicos.

Karim A Nesr

EL BOTIQUÍN DE KARIM

KARIM A NESR

Karim A Nesr

PRIMEROS AUXILIOS

PRIMEROS AUXILIOS

En este capítulo veremos instrucciones básicas para situaciones de emergencia, como heridas, quemaduras, intoxicaciones, obstrucciones o atragantamientos y cómo actuar ante un infarto.

Tenga siempre presente que ante una situación de emergencia es vital mantener la calma y actuar con seguridad. Si no tiene la absoluta certeza de que el tratamiento que va a poner en práctica es el más adecuado o tiene dudas, acuda a un médico o servicio de urgencias. No haga nada a la desesperada o “a ver si funciona”.

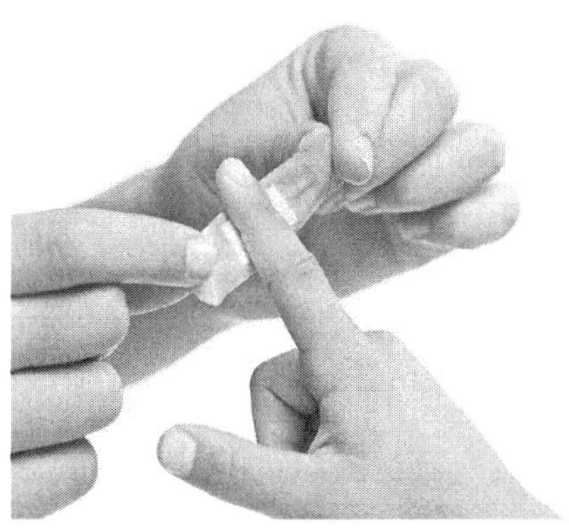

Karim A Nesr

QUEMADURAS

Las quemaduras pueden ser dolorosas y molestas, pero afortunadamente existen remedios caseros que pueden ayudar a aliviar el dolor, reducir la inflamación y promover la cicatrización de la piel quemada.

Aquí tiene algunas opciones naturales que le ayudarán:

- **Agua fresca**: Lo primero que debe hacer si sufre una quemadura menor es dejar correr agua fresca (no fría) sobre el área afectada durante aproximadamente 20 minutos. Después lave la zona quemada con un jabón suave.

- **Compresas frías**: Colocar una compresa fría o un paño húmedo limpio sobre la quemadura ayuda a aliviar el dolor y la hinchazón. Puede aplicar la compresa en intervalos de 5 a 15 minutos.

Evite usar compresas excesivamente frías ya que pueden irritar más el área quemada.

- **Aloe vera**: El remedio por excelencia para las

quemaduras, aloe vera, esta planta es conocida por sus propiedades curativas y su gran poder regenerador de la piel. Corte una parte de una hoja de aloe vera, quítele la piel y aplique la gelatina sobre el área afectada. El aloe vera es antiinflamatorio, alivia el dolor, promueve la circulación, inhibe el crecimiento de bacterias y ayuda a regenerar la piel dañada.

- **Miel cruda**: La miel tiene propiedades antibacterianas y favorece la regeneración de la piel. Aplique una pequeña cantidad sobre la quemadura y déjela actuar durante 10 minutos, puede cubrirla con una gasa y aplicar las veces que sea necesario. Tenga en cuenta que sea miel cruda, es decir, que no se haya calentado para extraerla o para pasteurizarla, la miel pierde sus maravillosas propiedades al calentarla.

- **Ungüentos o pomadas antibióticas**: En su farmacia encontrará cremas y ungüentos antibióticos que ayudan a prevenir infecciones, pero debe tener en cuenta que debe ser un médico o su farmacéutico de toda la vida que conozca su Historia Clínica, fármacos que está tomando, posibles alergias, etc. para evitar interacciones o reacciones no deseadas.

Recuerde que estos remedios son útiles para tratar quemaduras leves y moderadas. Si tiene una quemadura más grave, es importante buscar atención médica inmediata. Además, evite reventar las ampollas y no se ponga sobre la quemadura trapos, papel, prendas de ropa…, únicamente puede ponerse sobre la quemadura gasa estéril para evitar posibles infecciones.

Las quemaduras son muy dolorosas y dependiendo del alcance de esta o de la zona afectada pueden llegar a ser sumamente peligrosas. Lo mejor siempre es la prevención, como dice el sabio refranero:

Es mejor prevenir que lamentar.

Prevención de Quemaduras en el hogar, ponga especial atención si hay niños y ancianos

1. Mantenga a distancia elementos calientes, como ollas y sartenes, y proteja los electrodomésticos para evitar que los niños o ancianos los toquen o los tiren.

2. Coloque protecciones en la cocina y mantenga los electrodomésticos en altura para evitar que los

toquen o los tiren.

3. Nunca deje alimentos cocinándose sin vigilancia.

4. Asegúrese de que las bebidas y comidas calientes se hayan enfriado antes de dárselas a los niños o de colocarlas donde los niños o ancianos puedan alcanzarlas.

5. Evite dejar objetos en el suelo, como zapatos o cables, para evitar tropiezos peligrosos.

6. Apague las velas antes de salir de la habitación o de irse a dormir.

7. Mantenga las sustancias químicas fuera del alcance.

8. Vacíe los ceniceros en el baño o en un recipiente de metal antes de irse a dormir.

9. Mantenga siempre en lugar seguro encendedores y cerillas.

10. Instale detectores de humo y monóxido de carbono en cada nivel de la casa para evitar que los incendios se propaguen y alertar a los residentes en caso de emergencia.

Estos consejos pueden ayudar a prevenir quemaduras, reducir el riesgo de lesiones graves y mantener a las personas seguras en su propio hogar.

CORTES, HERIDAS, ABRASIONES (RASPONES)

En caso de sufrir algún corte, herida o que uno de nuestros peques se presente en casa con un raspón por jugar con demasiada pasión.

"Las heridas en las rodillas de los niños son un recordatorio de que crecer implica caerse y levantarse, pero que, con el amor y el apoyo de los padres, esas heridas sanan y se convierten en cicatrices que cuentan una historia de fortaleza y resiliencia."

- K. A. N.

En primer lugar, es muy importante limpiar muy bien la zona con abundante agua fresca (no fría) y un jabón suave para acelerar la recuperación y prevenir infecciones. Una vez tengamos la herida limpia, si no necesita puntos de sutura y es una herida que podemos tratar en casa sin necesidad de acudir a un centro médico podemos utilizar alguno de estos remedios naturales:

- **Aloe vera**: El gel de aloe vera es un excelente remedio para cortes y heridas. Sus propiedades hidratantes, antimicrobianas y cicatrizantes ayudan a promover la curación y regeneración de la piel. Tome una hoja de aloe vera y quítele la piel, aplique la gelatina sobre la herida y déjela actuar, puede poner encima una gasa estéril. Asegúrese de desinfectar la piel antes de aplicarlo. Puede aplicarlo varias veces al día.

- **Aceite de ricino**: El aceite de ricino es conocido por sus propiedades regeneradoras de la piel. Puede aplicarlo directamente sobre la herida para ayudar en el proceso de cicatrización. Aplique sobre la herida y deje actuar, puede cubrir la zona con una gasa.

- **Zumo de limón**: El limón es un antiséptico natural. Mezcle el zumo de limón con agua y aplíquelo sobre la herida para desinfectarla.

- **Aceite esencial de lavanda**: La lavanda tiene propiedades antiinflamatorias y calmantes. Diluya unas gotas de aceite esencial de lavanda en un aceite portador (como el aceite de coco) y aplíquelo sobre la piel afectada.

- **Caléndula**: La caléndula es conocida por su capacidad para aliviar la inflamación y promover la curación de la piel. Puede usar cremas o ungüentos a base de caléndula.

- **Agua de hamamelis**: El agua de hamamelis tiene propiedades astringentes y antiinflamatorias. Puede aplicarla sobre los rasguños para ayudar a reducir la hinchazón y prevenir infecciones.

- **Zumo de zanahoria**: La zanahoria contiene betacarotenos (vitamina A), vitamina C y minerales esenciales. Beber zumo de zanahoria puede favorecer la regeneración celular y acelerar la sanación de las heridas.

Recuerde que, es fundamental lavar la herida con agua y jabón, presionar sobre ella con gasas estériles para detener el sangrado, antes de aplicar cualquiera de estos remedios y vendarla si es necesario. Si la herida es profunda, es demasiado aparatosa, está demasiado sucia y no somos capaces de limpiarla, o no podemos detener la hemorragia, debemos cubrir la herida con lo que tengamos a mano y hacer presión mientras conseguimos ayuda médica.

No es recomendable limpiar una herida abierta con alcohol porque puede causar más daño que beneficio.

El alcohol es irritante y puede destruir las membranas celulares, resecar la piel y favorecer la formación de coágulos que permiten la colonización de bacterias supervivientes.

¿Y con agua oxigenada?

Tampoco es recomendable, el agua oxigenada puede destruir las células sanas de la piel y los tejidos, lo que puede impedir la correcta curación de la herida. Además, puede ser irritante y causar picor y escozor provocando necesidad de tratar de rascar o tocar la zona buscando alivio con un alto riesgo de infección.

DOLOR DENTAL O DOLOR DE MUELAS

Causas de dolor dental o de muelas

Los dolores dentales o de muelas pueden deberse a:

- Caries: Las caries son una de las principales causas de dolor dental, ya que pueden llegar a afectar la pulpa del diente.

- Infecciones: Las infecciones en la boca, como las producidas por bacterias, pueden causar dolor e inflamación.

- Fracturas o grietas en los dientes: Estos daños estructurales pueden provocar dolor.

- Problemas en las encías: Enfermedades como la gingivitis o la periodontitis pueden causar dolor en las encías.

- Cambios de temperatura: La exposición a alimentos o bebidas muy calientes o muy frías puede desencadenar dolor.

- Exposición a ácidos: Ciertos alimentos o bebidas ácidas pueden irritar los dientes y causar dolor.

Remedios naturales efectivos para aliviar el dolor de muelas

Enjuagues con agua y sal: Ayuda a desinfectar y reducir la inflamación. Disuelva una cucharadita de sal en un vaso de agua tibia y haga enjuagues durante 1 minuto, escupa y repita varias veces si es necesario.

Ajo: Tiene propiedades antibacterianas y antiinflamatorias.

Aplaste un ajo, córtelo longitudinalmente y coloque la parte machacada sobre la muela dolorida durante todo el tiempo que pueda, la saliva hará que se suelten los jugos del ajo y estos actuarán directamente sobre el dolor.

Clavo de olor: Tiene propiedades analgésicas y antisépticas. Mezcle unas gotas de aceite de clavo con un poco de aceite de coco, empape un disco de algodón o una gasa estéril con la preparación y aplique directamente sobre la zona con dolor, dejando actuar durante unos minutos.

Oil pulling: Es una técnica de la medicina Ayurveda

que consiste en hacer enjuagues bucales durante 15/20 minutos con una cucharada de aceite de coco moviéndolo por toda la boca y haciéndolo pasar entre los dientes. El aceite de coco tiene propiedades antifúngicas y antiinflamatorias que ayudar a prevenir problemas de salud bucal. Si añadimos unas gotas de aceite de clavo a la cucharada de aceite de coco conseguiremos un alivio rápido del dolor.

Puede cambiar el aceite de clavo por extracto de vainilla que también tiene propiedades anestésicas.

Compresas frías o hielo: Poner frío en la cara donde está el dolor, reduce la inflamación y el dolor.

*No ponga hielo o frío directamente en la muela o el diente, es muy doloroso.

Té de manzanilla o menta: Tienen efectos calmantes y antiinflamatorios.

Perejil: Tiene propiedades analgésicas y antiinflamatorias.

El dolor dental o dolor de muelas siempre tiene una causa, en muchos casos puede ser una pequeña infección que podemos solucionar nosotros mismos en casa con los remedios que le he indicado, pero en caso de que el dolor sea recurrente es necesario visitar a un dentista integrativo para que diagnostique cual es la causa y proponga un tratamiento adecuado para solucionar el problema.

También es muy recomendable hacer revisiones periódicas para detectar cualquier posible problema antes de que vaya a más.

GOLPES EN LA CABEZA

Como actuar en caso de un golpe fuerte en la cabeza.

Ante un golpe fuerte en la cabeza, ya sea en adultos o niños, es importante actuar con precaución y estar atento a posibles signos de complicaciones.

Pasos a seguir

- Mantenga la calma y evalúe si el paciente está consciente y respira normalmente.
- No deje a la persona sola.
- Inmovilice y eleve la zona afectada para reducir la inflamación y la extravasación sanguínea. Esto se logra aplicando frío sobre la zona durante diez o quince minutos seguidos cada dos horas.
- Aplique frío. El frío disminuye la inflamación y el dolor. Puede usar una bolsa de hielo, un paquete de gel específico o una bolsa de alimentos congelados, pero asegúrese de

envolverlo en una toalla o tela para evitar dañar la piel.

- Si no respira, inicie reanimación cardiopulmonar (RCP) de inmediato.

Ejercicios de Evaluación

Realice los siguientes ejercicios para evaluar el estado neurológico del paciente:

- Prueba de orientación: Pregunte al paciente su nombre, edad, fecha y lugar donde se encuentra.

- Prueba de memoria: Pídale que repita 3 palabras y las recuerde después de 5 minutos.

- Prueba de coordinación: Solicite que toque la punta de su nariz con el dedo índice, primero con los ojos abiertos y luego cerrados.

- Prueba de equilibrio: Pida al paciente que camine en línea recta, primero con los ojos abiertos y luego cerrados.

Signos de Alarma

Acuda de inmediato a urgencias si el paciente presenta alguno de estos síntomas:

- Pérdida de conocimiento, incluso por breves instantes.
- Vómitos.
- Dolor de cabeza intenso que no mejora.
- Convulsiones.
- Dificultad para despertar o permanecer despierto.
- Debilidad o entumecimiento en brazos o piernas.
- Visión borrosa o doble.

- Desorientación o confusión.
- Sangrado o líquido que sale por la nariz, oídos o boca.

Mantenga en reposo al paciente durante las primeras 24 horas.

Evite el consumo de alcohol y medicamentos no recetados.

Observe al paciente durante las siguientes 24-48 horas en busca de signos de alarma.

Dele alimentos fáciles de digerir, purés, caldo ligero de huesos no muy caliente, fruta fresca fácil de masticar, compota de manzana casera… Evite azúcar, café, refrescos y alimentos procesados.

Si los síntomas persisten o empeoran, acuda a urgencias de inmediato.

INTOXICACIONES

Las intoxicaciones más comunes en el hogar son:

- Intoxicaciones farmacológicas: Causadas por medicamentos como paracetamol, benzodiacepinas, antihistamínicos …

- Intoxicaciones con productos de uso doméstico: Lejías, detergentes, productos de limpieza, plaguicidas, productos para piscinas, hidrocarburos…

Ante una intoxicación en casa es importante actuar con rapidez y calma para minimizar los efectos adversos y acelerar la recuperación. En primer lugar, contacte con los servicios de emergencias o con su centro médico, indíqueles el producto causante de la intoxicación y guárdelo para su posterior identificación.

Tratamiento de una intoxicación por lejía

No provocar el vómito ni realizar un lavado gástrico. Esto puede empeorar la situación y aumentar el riesgo de daño a las vías respiratorias y digestivas.

En caso de contacto con los ojos o con la piel, lavar con abundante agua.

Si se ha ingerido lejía, no beber agua ni leche hasta que la situación sea valorada por un profesional.

Algunas opciones naturales para tratar una intoxicación

- **Carbón activado**: El carbón activado es un absorbente natural que puede ayudar a eliminar toxinas del sistema digestivo. La dosis para tratar una intoxicación leve es 1 gramo de carbón activado por kilo pudiendo llegar hasta los 2 gramos por kilo en adultos o casos graves. No es recomendable para niños menores de un año. La mejor forma para administrar el carbón activado es en polvo diluido en agua o zumo (no en leche) y dar a beber poco a poco evitando el vómito. También se presenta en cápsulas que se deben tragar enteras con agua, no con otros líquidos.

- **Infusiónes de hierbas**: Algunas hierbas tienen propiedades desintoxicantes. Por ejemplo:

- **Menta**: Puede ayudar a aliviar malestares estomacales y reducir la absorción de sustancias tóxicas.

- **Diente de león**: Tiene efectos diuréticos y puede ayudar a eliminar toxinas a través de la orina.

- **Cardo mariano**: Protege el hígado y promueve su función desintoxicante.

Para hacer una infusión de cualquiera de estas plantas, ponga agua a hervir y retire del fuego, añada una cucharada por taza de la planta elegida y deje infusionar durante unos minutos. No añada azúcar ni ningún otro endulzante.

- **Jengibre**: El jengibre tiene propiedades antiinflamatorias y puede ayudar a aliviar náuseas y malestar estomacal. Puede preparar una infusión de jengibre o masticar pequeños trozos de raíz fresca.

- **Agua con limón**: Beber agua con limón ayuda a estimular el sistema digestivo y promover la eliminación de toxinas. Exprima el jugo de medio limón en un vaso de agua tibia y bébalo en ayunas.

- **Té verde**: El té verde es rico en antioxidantes y ayuda a proteger las células del daño causado por toxinas. Beba una taza de té verde regularmente.

*El té verde tiene muchas propiedades beneficiosas para nosotros, si quiere saber más, entre en www.karimanesr.com y ponga “té verde” en el buscador, tengo varios artículos sobre él.

- **Aloe vera**: El gel de aloe vera puede ayudar a calmar irritaciones estomacales y promover la curación.

*Tome 2 hojas de aloe vera, lávelas bien y quíteles la piel, ponga en la licuadora la pulpa del aloe vera junto a 500 mililitros de agua, el zumo de un limón, una cucharadita o 5 gramos de cúrcuma y un puñado de hojas de menta. Procese todo durante varios minutos hasta conseguir un batido sin grumos. Es recomendable tomarlo con moderación por su efecto laxante.

- **Compresas frías**: Si la intoxicación causa irritación en la piel, aplica compresas frías para aliviar el malestar.

Recuerde que estos consejos solo son válidos en caso de intoxicaciones leves, en caso de intoxicación grave o que desconozca su alcance, debe buscar atención médica de inmediato.

OBSTRUCCIONES O ATRAGANTAMIENTOS

El atragantamiento es una situación de emergencia en la que una persona tiene dificultad para respirar debido a la obstrucción de las vías respiratorias por un objeto o alimento. Aquí le proporciono algunas pautas para tratar obstrucciones o atragantamientos en casa:

Maniobra de Heimlich

Para adultos y niños mayores de un año:

- Colóquese detrás de la persona, ligeramente de lado.
- Sujete su pecho con una mano.
- Dé hasta cinco golpes secos entre los omóplatos de la persona con la parte de la mano situada entre la palma y la muñeca.
- Compruebe si el atragantamiento ha remitido después de cada golpe.

- Si el bloqueo persiste, aplique hasta cinco compresiones abdominales.

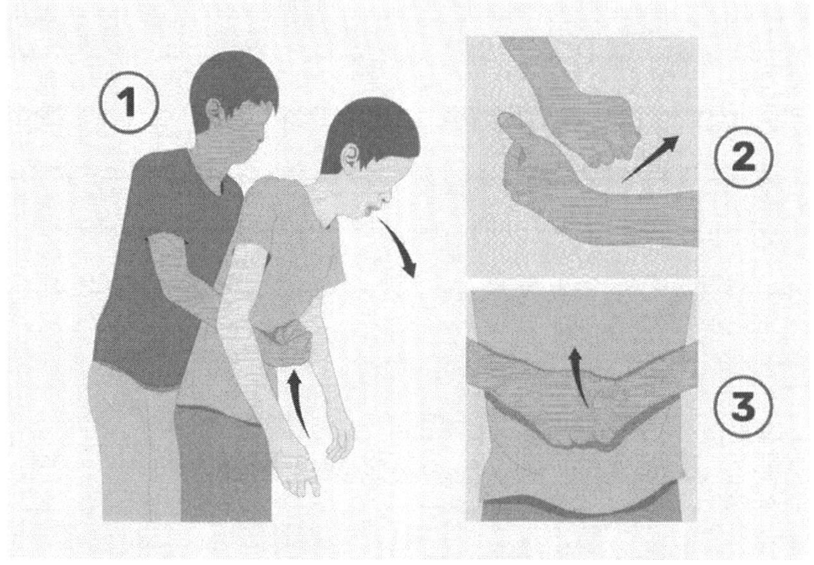

Ilustración: Maniobra de Heimlich

Después de realizar la maniobra de Heimlich:

Evalúe si la persona puede respirar de manera efectiva. Si no puede, llame al servicio de emergencias y siga las instrucciones.

Si la persona pierde el conocimiento después de la maniobra de Heimlich, inicie la RCP (puede ver el procedimiento en el capítulo siguiente -Infarto-) hasta que llegue ayuda profesional.

Revise la vía aérea cada poco tiempo y ventile con respiración boca a boca si es necesario.

Si la persona no puede respirar de manera efectiva después de la maniobra de Heimlich, llame al servicio de emergencias, siga las instrucciones y transporte a la persona a un centro médico lo antes posible.

Seguimiento médico: Después de la maniobra de Heimlich, es importante que la persona reciba un seguimiento médico para asegurarse de que no haya complicaciones posteriores.

Para ayudar en atragantamientos leves

En un adulto o un niño de más de un año:

Intente que la persona siga tosiendo para intentar desbloquear las vías respiratorias.

Elimine cualquier bloqueo obvio de su boca usando los dedos índice y pulgar para intentar agarrar el objeto.

El tiempo es oro

- Actúe con rapidez en caso de asfixia.
- Busque una silla con respaldo o una cama que no sea muy alta.
- Coloque la silla o cama por debajo de las costillas y arriba del ombligo de la persona.
- Comience a hacer presión y deja caer tu cuerpo hasta que salga el objeto que obstruye.
- Recuerde que, en situaciones graves es vital busca ayuda médica de inmediato.
- La prevención es fundamental, especialmente en niños pequeños y ancianos. Mantén objetos pequeños fuera de su alcance y supervísalos mientras comen.

INFARTO

Como actuar en caso de infarto

- Llame al número de emergencias para pedir ayuda médica inmediata. No intente conducir al hospital usted mismo, ya que esto puede ser peligroso para usted y para otros conductores.

- No ignore los síntomas de un ataque cardíaco, como dolor torácico intenso, náuseas, indigestión, ardor de estómago o dolor abdominal, falta de aire, sudor frío, fatiga, aturdimiento o mareos repentinos.

- Si no es alérgico a la aspirina, mastique y trague una aspirina para evitar la formación de coágulos.

- Si la persona está inconsciente, realice la RCP (reanimación cardiopulmonar) siguiendo las pautas que verá en las siguientes páginas hasta que llegue ayuda profesional.

- Actúe rápido y no espere a que los síntomas desaparezcan. La atención médica inmediata es crucial para salvar la vida.

La pimienta de cayena puede detener un infarto en menos de 2 minutos

La pimienta de cayena funciona como un anticoagulante natural, fortalece, estimula y tonifica el corazón, la circulación, equilibra la presión arterial y calma las palpitaciones.

Uso de la cayena en situaciones de emergencia

Medida 1: - Si ve a alguien teniendo un infarto, mezcle una cucharadita de pimienta de cayena en un vaso de agua y déselo al paciente. La condición del paciente mejorará en un minuto. El efecto de esta solución es solo en una condición en la que es necesario que el paciente recupere la conciencia.

Medida 2: - En situaciones en las que el paciente se encuentra en estado de inconsciencia, es muy importante adoptar otra medida. Preparamos una cucharadita de jugo de pimienta de cayena y ponemos unas gotas debajo de la lengua del paciente poco a poco, su condición mejorará rápidamente.

Se ha descubierto que la pimienta de cayena es un

poderoso estimulante. Debido a que la frecuencia cardíaca aumenta con su uso, además de esto, el flujo de sangre se activa en cada parte del cuerpo, lo que tiene un efecto hemostático, por lo que el sangrado se detiene de inmediato.

Tenga en cuenta que esto es en situaciones que no tengamos asistencia médica cerca o que los servicios médicos van a tardar y es importante contactar con emergencias en primer lugar y seguir sus indicaciones.

MANIOBRA RCP para una persona que no respira:

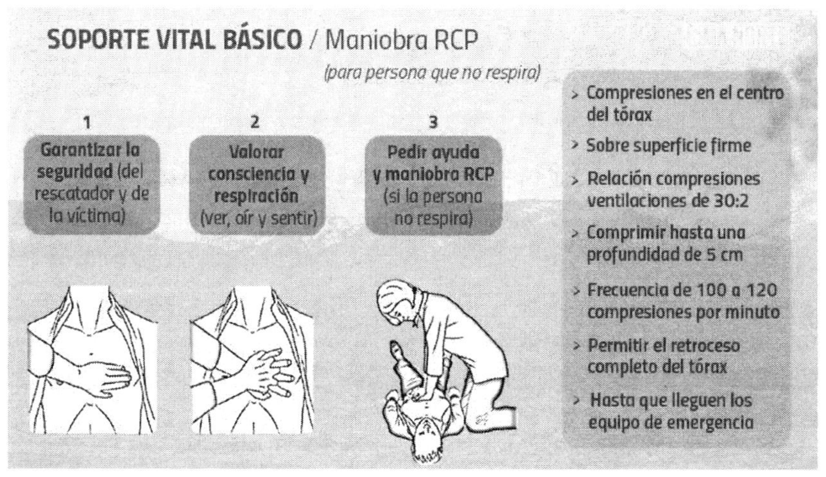

Prevención

La prevención siempre es el mejor modo de actuación.

El tabaquismo es el factor de riesgo más importante para sufrir un infarto de miocardio.

La actividad física regular ayuda a reducir el riesgo de infarto al mejorar la circulación sanguínea y reducir la tensión arterial.

La obesidad es un factor de riesgo importante.

Una dieta rica en frutas, verduras, hortalizas, pescado, carne magra, aceite de oliva … ayuda a prevenir el infarto.

La hipertensión arterial es un factor de riesgo importante para sufrir un infarto.

Mantenga los niveles de colesterol LDL (malo) dentro de los límites normales es crucial para prevenir el infarto.

La diabetes es un factor de riesgo importante para sufrir un infarto. Mantener los niveles de glucemia dentro de los límites normales es fundamental para prevenir el infarto.

SÍNCOPES – DESMAYOS

El síncope o desmayo es un episodio transitorio de pérdida de conciencia, que ocurre de forma brusca e inesperada debido a un descenso del flujo sanguíneo al cerebro.

El síncope puede tener diversas causas, como:

- Cambios bruscos de postura: Levantarse rápidamente de la cama o una silla.
- Deshidratación o niveles bajos de azúcar en sangre: Por no comer durante mucho tiempo.
- Estar bajo la influencia de drogas o alcohol.
- Tos fuerte.
- Respuesta emocional a un evento traumático o, a veces, incluso a situaciones extremadamente felices.

Síntomas

Antes de desmayarse por un síncope, la persona puede sentir lo siguiente:

- Piel pálida.

- Aturdimiento.
- Visión de túnel: El campo de visión se estrecha hasta ver solo lo que está enfrente.
- Náuseas.
- Sensación de calor.
- Sudor frío y húmedo.
- Visión borrosa.
-

Que hacer

Si usted o alguien de su alrededor experimenta un síncope o desmayo, es importante actuar de manera adecuada para garantizar su seguridad y prevenir lesiones.

1. Colocar a la persona en el suelo:

- Si alguien muestra signos de desmayo, ayúdelo a sentarse o acostarse en el suelo, si es usted, actúe igual, siéntese con la espalda apoyada en una pared o mueble o túmbese y pida ayuda. Esto evita que se caiga y se lastime.

2. Elevar las piernas:

- Si es posible, eleve las piernas de la persona unos 30 centímetros por encima del nivel del corazón. Esto ayuda a mejorar el flujo sanguíneo hacia el cerebro.

3. Aflojar la ropa ajustada:

- Asegúrese de que no haya prendas de vestir apretadas alrededor del cuello o el pecho. Esto facilita la respiración y la circulación.

4. Observar la respiración y el pulso:

- Verifique si la persona está respirando normalmente y si tiene pulso. Si no respira o no tiene pulso, llame al servicio de emergencias y comience la reanimación cardiopulmonar (RCP).

5. No intentar despertar a la persona bruscamente:

- Deje que la persona recupere la conciencia de forma natural. No intente despertarla rápidamente ni le ofrezca comida o bebida hasta que esté completamente consciente.

6. Aceites esenciales. Aromaterapia:

- Algunos aceites esenciales pueden ayudar a estimular los sentidos y proporcionar un ambiente relajante. A continuación, menciono algunos aceites esenciales que puede tener en su botiquín:

Aceite esencial de limón:

Su aroma es cítrico y fresco. Ayuda a mejorar la concentración, estimula la claridad mental y reduce el estrés.

Aceite esencial de rosa:

Su aroma es más cálido y profundo. Tiene propiedades ansiolíticas, sedantes y antidepresivas. Es revitalizante y antiinflamatorio.

Aceite esencial de naranja:

Su fragancia es agradable. Es eficaz para intentar reequilibrar el sistema nervioso. Relaja y tiene efecto tranquilizante.

7. Permanecer con la persona:

- Quédese junto a la persona hasta que se recupere por completo. Si el desmayo dura más de unos minutos o si hay otros síntomas preocupantes, busque atención médica.

Recuerde que cada situación puede ser diferente, y siempre es importante buscar ayuda médica si el desmayo es recurrente o si hay otros síntomas asociados.

ATAQUE EPILÉPTICO

Un ataque epiléptico, también conocido como convulsión, es un episodio súbito y transitorio de actividad eléctrica anormal en el cerebro. Estos ataques pueden variar en intensidad y duración. A continuación, le doy información sobre los síntomas, causas y cómo reconocer un ataque epiléptico.

La epilepsia puede ser causada por diversas razones:

- Genética: Antecedentes familiares de epilepsia.
- Lesiones cerebrales: Traumatismos craneoencefálicos, accidentes cerebrovasculares o tumores.
- Infecciones cerebrales: Como la encefalitis o la meningitis.
- Trastornos metabólicos: Como la hipoglucemia o la insuficiencia renal.
- Fiebre alta en la infancia.

Síntomas

Los síntomas de un ataque epiléptico pueden incluir:

- Convulsiones: Movimientos espasmódicos incontrolables de brazos y piernas.
- Pérdida del conocimiento: Algunas personas pueden desmayarse durante un ataque.
- Confusión temporal.
- Episodios de ausencias: Momentos en los que la persona parece desconectada o con la mirada fija.
- Síntomas psicológicos: Pueden incluir miedo, ansiedad o sensación de déjà vu.
- Cambios en la conducta o síntomas de psicosis en algunos casos.

Prevención

Un médico integrativo puede ayudarle a planificar un enfoque natural de la epilepsia y así evitar en lo posible un tratamiento convencional basado en fármacos.

Algunas estrategias que puede tener en cuenta:

1. Estilo de vida y manejo del estrés

- Enfocarse en reducir el estrés es de gran ayuda para mejorar la calidad de vida del paciente.

- Le recomiendo técnicas de relajación, como la meditación, el yoga o la respiración profunda.

2. Suplementos y nutrientes específicos para apoyar la salud cerebral y neurológica:

- Magnesio: Ayuda a regular la actividad eléctrica en el cerebro.

- Vitamina B6: Importante para el sistema nervioso.

- Omega-3: Tiene propiedades antiinflamatorias y beneficia la función cerebral.

3. Aromaterapia y aceites esenciales que ayudan a mantener la calma y reducir la ansiedad.

*La persona epiléptica puede utilizar perfumes naturales de manzanilla, lavanda, melisa, sándalo o bergamota o poner unas gotas del aceite esencial que más le agrade sobre su ropa o en un pañuelo para olerlo de vez en cuando y prevenir episodios.

- La aromaterapia es un excelente complemento para aliviar el estrés y la tensión.

4. Dieta y nutrición:

- Es importante una dieta equilibrada rica en antioxidantes y nutrientes esenciales.

- Alimentos como frutas y verduras frescas orgánicas, pescados ricos en omega 3 como salmón, caballa, sardinas, arenques…, siempre pescados salvajes, que no sean de piscifactoría, carnes, huevos, mantequilla…, de animales de pasto, aceite de oliva virgen extra, nueces y semillas pueden ser beneficiosos. Importante, incluya en su dieta aceite de coco y evite azúcares, procesados y envasados.

Que hacer

- Durante un ataque, mantenga la calma y asegúrese de que la persona no se lastime.
- Colóquela en una posición segura y protéjala de objetos cercanos.
- No intente sujetar a la persona para que no se mueva.
- Ponga un paño limpio enrollado o algo que no pueda dañar dientes y mandíbula solo si fuese necesario para evitar que se muerda la legua.
- Observe la duración y los síntomas para informar al médico.

Algunos aceites esenciales, como el de manzanilla, lavanda, melisa, sándalo o bergamota pueden ayudar a mantener la calma y reducir la ansiedad.

Si una persona padece epilepsia, es muy importante que su familia y entorno conozcan esta condición y tengan claro cómo actuar en caso de que se produzca un episodio.

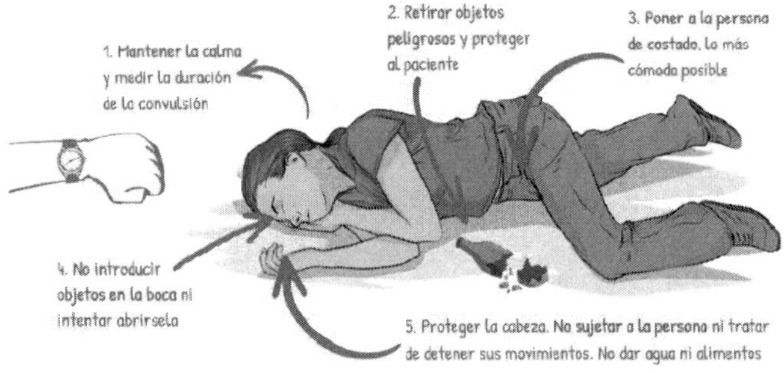
1. Mantener la calma y medir la duración de la convulsión
2. Retirar objetos peligrosos y proteger al paciente
3. Poner a la persona de costado, lo más cómoda posible
4. No introducir objetos en la boca ni intentar abrirsela
5. Proteger la cabeza. No sujetar a la persona ni tratar de detener sus movimientos. No dar agua ni alimentos

ATAQUE DE PÁNICO

Un ataque de pánico es un episodio repentino de miedo intenso que provoca reacciones físicas graves cuando no existe ningún peligro real o causa aparente. Estos ataques pueden ser ocasionales o frecuentes y suelen comenzar de forma súbita, sin advertencia previa.

Síntomas

- Sensación de peligro o fatalidad inminente.
- Miedo a perder el control o a la muerte.
- Taquicardia y palpitaciones.
- Sudoración.
- Temblores o sacudidas.
- Falta de aliento u opresión en la garganta.
- Escalofríos.
- Sofocos.
- Náuseas.
- Calambres abdominales.
- Dolor en el pecho.
- Mareos, sensación de desvanecimiento o desmayos.
- Sensación de entumecimiento u hormigueo.
- Sentimientos de irrealidad o desconexión.

Uno de los peores aspectos de los ataques de pánico es el miedo intenso a que se repitan, lo que puede llevar a la persona a evitar situaciones en las que cree que podrían ocurrir. Si experimenta síntomas de un ataque de pánico, busque ayuda médica lo más rápido posible. Si lo ha sufrido alguna vez, es importante que su familia y entorno lo sepan y tengan claro cómo actuar.

Aunque los ataques de pánico no son peligrosos en sí mismos, pueden afectar significativamente la calidad de vida de la persona y empeorar si no se tratan adecuadamente. Factores como la genética, el estrés y la sensibilidad emocional pueden influir en la aparición de ataques de pánico.

Prevención

El enfoque integrativo para tratar un ataque de pánico sería holístico, considerando tanto los aspectos físicos como los emocionales.

A continuación, le indico algunas estrategias que puede tener en cuenta:

1. Técnicas de relajación y mindfulness:

Prácticas como la meditación, la respiración profunda y el yoga pueden ayudar a reducir la ansiedad y calmar la mente durante un ataque de pánico.

2. Identificación de desencadenantes:

Es importante identificar los factores que desencadenan sus ataques de pánico. Esto puede incluir situaciones específicas, pensamientos negativos o emociones intensas. *Es posible que necesite de otra persona para identificar los desencadenantes, a veces se ven mucho mejor las cosas desde fuera.

3. Terapia cognitivo-conductual (TCC):

La TCC es una herramienta valiosa para tratar los ataques de pánico. Ayuda a cambiar patrones de pensamiento negativos y a desarrollar estrategias para enfrentar los síntomas de ansiedad.

4. Suplementos y nutrientes:

Suplementos como el **magnesio** o la **vitamina B6**, son de gran ayuda para regular la función cerebral y nerviosa.

5. Aromaterapia:

El uso de aceites esenciales como la manzanilla, lavanda, melisa, sándalo o bergamota ayudan a mantener la calma y reducir la ansiedad durante un ataque de pánico.

Si ha sufrido algún ataque de pánico, puede considerar utilizar perfumes naturales de manzanilla, lavanda, melisa, sándalo o bergamota o poner unas gotas del aceite esencial que más le agrade sobre su ropa o en un pañuelo para olerlo de vez en cuando y prevenir episodios.

6. Estilo de vida saludable:

Fomentar una vida activa, una dieta equilibrada y el manejo adecuado del estrés. Evitar el exceso de cafeína y alcohol también es importante.

Recuerde que cada persona es diferente y no todo funciona de la misma forma para todo el mundo, puede ser necesario probar varias cosas para encontrar el enfoque más adecuado.

BROTE PSICÓTICO

Un brote psicótico es un episodio en el cual una persona experimenta una ruptura temporal con la realidad. Durante este período, la persona no puede distinguir entre lo que es real y lo que es ficticio.

Causas:

Los brotes psicóticos pueden estar relacionados con trastornos psicóticos como la esquizofrenia o el trastorno paranoide.

Factores genéticos y ambientales pueden desencadenar brotes psicóticos.

El estrés, el consumo de drogas o situaciones emocionales intensas también pueden contribuir.

Síntomas

Algunos de los síntomas característicos de un brote psicótico:

- Alucinaciones: La persona puede percibir cosas que no están presentes, como escuchar voces o ver imágenes que otros no pueden ver.

- Delirios: Creencias falsas y rígidas que no se pueden cambiar con argumentos lógicos. Por ejemplo, pensar que alguien está conspirando en su contra o que tiene poderes especiales.

- Cambios en el pensamiento y el comportamiento: La persona puede volverse más agitada, ansiosa o retraída.

- Puede experimentar confusión o desorganización mental.

- Síntomas emocionales: Sentimientos de miedo, paranoia o desesperación.

Tratamiento:

Un brote psicótico puede ser tratado de manera integral, y muchas personas logran recuperarse completamente.

Estrategias de ayuda

Medicación: El tratamiento generalmente implica el uso de medicamentos antipsicóticos para controlar los síntomas. Con la ayuda de un médico integrativo puede evitar los fármacos y utilizar productos naturales en su lugar.

Evitar el consumo de sustancias psicotrópicas: El consumo de drogas ilícitas y lícitas, como el alcohol, puede desencadenar brotes psicóticos

Terapia psicológica: La psicoterapia es importante para sobrellevar situaciones de ansiedad, estrés y otros obstáculos emocionales.

Apoyo familiar y social: El apoyo emocional de la familia y el entorno social es crucial en el tratamiento del brote psicótico.

Reducir y gestionar el estrés: Aprender a reducir y gestionar el estrés es fundamental para prevenir las recaídas.

Establecer un plan de prevención de recaídas: Elaborar un plan de prevención de recaídas y pedir ayuda al equipo asistencial para hacerlo es fundamental para prevenir las recaídas.

Mantener una vida activa: Estar activo, hacer ejercicio físico y actividades que sean agradables y le aporten un significado es fundamental para prevenir las recaídas.

No dejar de relacionarse con personas agradables: Pasar más tiempo y relacionarse con personas con quienes se siente a gusto y feliz es fundamental para prevenir las recaídas

Si ve o está con alguien que está experimentando un brote psicótico y no sabe qué hacer ni hay alguien que sepa cómo actuar, busque ayuda profesional de inmediato.

Recuerde que cada caso es único, y es fundamental evaluar la gravedad y considerar las mejores alternativas para implementar estrategias adecuadas. Consulte con un profesional de la salud mental para obtener orientación específica.

ENFERMEDADES COMUNES

ENFERMEDADES COMUNES

Información sobre el resfriado común, gripe, alergias, dolores de cabeza y otras dolencias a que nos podemos enfrentar día a día en nuestra casa o entorno incluyendo síntomas y tratamientos recomendados.

Cuando utilizamos remedios naturales, es fundamental recordar que hay síntomas que quizá no se estén tratando adecuadamente en casa y es recomendable acudir a un médico integrativo.

1. Si los síntomas persisten o empeoran a pesar de los remedios caseros, es recomendable consultar a un médico.

2. En el caso del resfriado común, generalmente dura alrededor de 7 a 10 días. Si después de 10 días no nota mejoría o experimenta síntomas más graves, como fiebre alta, dificultad para respirar o dolor de garganta intenso, es importante buscar atención médica.

Algunos síntomas que deben hacerle considerar una visita al médico:

- Fiebre alta persistente.
- Dificultad para respirar.
- Sibilancias.
- Dolor de garganta fuerte.
- Empeoramiento general de los síntomas.

En resumen, si los remedios naturales no están funcionando o si experimenta síntomas preocupantes, no dude en acudir a un médico integrativo para una evaluación adecuada. La salud siempre debe ser nuestra prioridad.

FIEBRE

La fiebre es una aliada del sistema inmunitario contra las infecciones, la reacción del cuerpo ante la enfermedad, amiga del sistema inmunitario y activadora de las defensas.

La fiebre es un aumento temporal de la temperatura corporal y es una parte de la respuesta general del sistema inmunitario del cuerpo.

Causas

Por lo general, la fiebre se debe a una infección. Las infecciones virales y bacterianas son las causas más comunes de la fiebre. Algunas infecciones comunes que pueden causar fiebre son la gripe, la neumonía, la faringitis estreptocócica y la infección del tracto urinario.

Enfermedades inflamatorias, como la artritis reumatoide y la enfermedad inflamatoria intestinal, también pueden causar fiebre.

Algunos medicamentos, como los antibióticos, algunas vacunas y los medicamentos para la presión arterial, pueden causar fiebre como efecto secundario.

Cómo acompañar la fiebre y cómo bajarla cuando es necesario

La fiebre es un aumento de la temperatura corporal que se produce como una respuesta del sistema inmunitario ante una agresión externa o interna, como una infección, una inflamación o un cáncer.

La fiebre tiene varias funciones beneficiosas para el organismo, como:

- Aumentar la actividad de las células inmunitarias, como los leucocitos, que son las encargadas de combatir a los agentes invasores, como los virus, las bacterias o las células tumorales.
- Disminuir la reproducción y la supervivencia de los microorganismos patógenos, que suelen tener una

temperatura óptima de crecimiento inferior a la del cuerpo humano.

- Facilitar la eliminación de las toxinas y los desechos que se generan por el metabolismo celular o por la acción de los patógenos, mediante la sudoración, la orina o las heces.

Por eso, se puede decir que la fiebre es como un incendio donde el cuerpo encapsula los tóxicos y los quema, es decir, que el cuerpo aumenta la temperatura para aislar y destruir las sustancias nocivas que causan la enfermedad. La fiebre es una purga de tóxicos, patógenos, tumores y otros elementos que alteran el equilibrio del organismo.

Sin embargo, la fiebre también puede tener efectos negativos si es muy alta o prolongada, como:

- Aumentar el consumo de oxígeno y de glucosa, lo que puede provocar deshidratación, desnutrición, hipoglucemia o acidosis.
- Alterar el funcionamiento de algunos órganos, como el cerebro, el corazón o el

hígado, lo que puede causar confusión, convulsiones, arritmias o insuficiencia hepática.

- Dañar las proteínas y las enzimas celulares, lo que puede afectar a los procesos vitales del organismo.

Por eso, se recomienda controlar la fiebre y tratarla cuando supere los 38,5 °C o cuando cause mucho malestar al paciente.

Remedios

La fiebre no es algo que haya que combatir, sino que hay que respetar y acompañar, siempre que no supere ciertos límites que puedan poner en riesgo la vida del paciente. La fiebre es una forma de que el cuerpo se autorregule y se cure por sí mismo, sin necesidad de recurrir a medicamentos que puedan tener efectos secundarios o interferir con el proceso natural de curación.

Aunque los fármacos antipiréticos o antitérmicos son el recurso más utilizado y pueden ayudar a reducir la fiebre, también nos brindan múltiples efectos adversos.

Remedios naturales para la fiebre

Hidratación: Uno de los remedios naturales más eficaces contra la fiebre es mantenerse hidratado. Beber mucho líquido, como agua de calidad, agua de coco natural, infusiones y sopas, puede ayudar a reducir la fiebre y prevenir la deshidratación. Descanso: Descansar también puede ayudar a reforzar el sistema inmunitario y acelerar el proceso de recuperación.

Compresas frías: Colocar un paño frío y húmedo en la frente puede ayudar a reducir la temperatura y aliviar la fiebre. Del mismo modo, tomar un baño o una ducha fría también puede ayudar a reducir la fiebre y a sentirse más cómodo. Añadir aceites esenciales como el eucalipto o la menta al agua del baño puede aumentar aún más los beneficios de este remedio natural.

Friegas con alcohol de romero: Un remedio casero que se usa para aliviar los síntomas de los resfriados y las gripes, como la fiebre, la congestión y el dolor muscular. El alcohol de romero tiene propiedades antisépticas, analgésicas y antiinflamatorias que pueden ayudar a combatir las infecciones y a relajar los músculos.

*** Debe ser rebajado con agua, 1 parte de alcohol en 5 partes de agua, dar friegas con una toalla de algodón, incidiendo especialmente en las axilas, parte de atrás de las rodillas, cuello y pies.**

Emplastos: Los emplastos consisten en aplicar sobre la piel sustancias que ayudan a extraer el calor o el veneno del cuerpo. Se suelen preparar con vinagre orgánico de manzana, arcilla, infusiones de manzanilla o rodajas de patata. Se colocan en la frente, el pecho, las axilas o las ingles.

Evite el exceso de ropa, use prendas de algodón o lino, y procure que la persona esté en un ambiente fresco y ventilado, para facilitar la evaporación del sudor y evitar el sobrecalentamiento.

Homeopatía: Usar remedios homeopáticos, como el belladona, el aconitum o el ferrum phosphoricum, que pueden ayudar a bajar la fiebre y a aliviar los síntomas asociados, como el dolor de cabeza, el malestar general o la irritabilidad. **Estos remedios deben ser indicados por un homeópata según el caso.**

Relajación: Practicar técnicas de relajación, como la meditación, el yoga o la respiración profunda, para calmar el estrés, que puede agravar la fiebre, y para estimular el sistema inmunitario, que es el encargado de combatir la causa de la fiebre.

Hierbas medicinales: El jengibre, la cúrcuma y el ajo se utilizan para reducir la fiebre. El té de jengibre es un remedio popular que puede ayudar a reducir la inflamación y la fiebre. La cúrcuma, por su parte, es conocida por sus propiedades antibacterianas y antiinflamatorias y puede añadirse a los alimentos o tomarse en forma de suplemento para reducir la fiebre. El ajo es otro remedio natural conocido por sus propiedades antivirales y antibacterianas y puede consumirse crudo o añadirse a los alimentos para reducir la fiebre y otros síntomas.

Los remedios naturales pueden utilizarse para reducir la fiebre y aliviar las molestias. Sin embargo, es importante consultar a un médico integrativo antes de probar cualquier remedio natural nuevo, sobre todo si se padece alguna enfermedad subyacente o se está tomando medicación.

Es importante consultar con un médico si la fiebre es muy alta (más de 39,5 °C), si dura más de tres días, o si se acompaña de otros síntomas graves, como dificultad para respirar, convulsiones, vómitos, erupciones o pérdida de conciencia.

RESFRIADO

El resfriado común es una de las afecciones más habituales que sufren tanto adultos como niños.

La medicina tradicional china no habla de virus, ni de sistema inmunitario. Para la MTC, las defensas naturales son el wei chi y los causantes de gripes y resfriados son los vientos. Hay dos tipos de resfriados: los causados por el viento-frío y los causados por el viento-calor.

Los viento-frío se caracterizan por síntomas como escalofríos, rigidez (especialmente en el cuello), dolor de cabeza, estornudos y posiblemente pies fríos. Esta suele ser la primera etapa de un resfriado y puede durar un par de horas o algunos días.

Un resfriado de viento-calor se caracteriza por el dolor de garganta, la sensación de calor y la aversión al calor al inicio del resfriado. Este es el tipo de resfriado más común.

El resfriado / gripe es una infección viral (virus =

venenos). Sobre el tema del contagio hay diferentes teorías, intentaré sintetizar lo más importante ¡es importante!, aunque mi foco vital está en la solución, cuando una persona sufre le importa poco si es un parásito, una bacteria o un duende, lo único que quiere es encontrar la solución ¿cierto?

Cuándo suelen darse los resfriados / gripes

Son mucho más comunes durante el otoño e invierno, aunque se dan en cualquier época del año y suelen durar entre 4 días y una semana.

Síntomas

- Malestar general
- Tos
- Estornudos
- Congestión o goteo nasal
- Dolor de garganta
- Dolor por todo el cuerpo y dolor de cabeza
- Fiebre baja

El resfriado común tiene muchos síntomas muy parecidos a los de otras infecciones como puede ser la gripe o influenza o el "COVID 19”. También se puede confundir con una alergia por lo que hay que prestar mucha atención a todos los síntomas y la diferencia entre ellos para tratar correctamente cada caso.

SÍNTOMA	RESFRIADO	GRIPE	ALERGIA	COVID-19
TOS	GENERALMENTE	GENERALMENTE	A VECES	TOS SECA
DOLOR MUSCULAR	A VECES	GENERALMENTE	NUNCA	GENERALMENTE
CANSANCIO	A VECES	GENERALMENTE	A VECES	GENERALMENTE
ESTORNUDOS	A VECES	A VECES	GENERALMENTE	RARA VEZ
DOLOR GARGANTA	GENERALMENTE	GENERALMENTE	RARA VEZ	GENERALMENTE
GOTEO NASAL	GENERALMENTE	GENERALMENTE	GENERALMENTE	GENERALMENTE
CONGESTIÓN	GENERALMENTE	GENERALMENTE	GENERALMENTE	GENERALMENTE
FIEBRE	A VECES	GENERALMENTE	NUNCA	GENERALMENTE
DIARREA	NO	A VECES	NUNCA	A VECES
NÁUSEAS VÓMITOS	NO	A VECES	NUNCA	A VECES
PÉRDIDA GUSTO OLFATO	A VECES	GENERALMENTE	A VECES	GENERALMENTE SIN CONGESTIÓN
PICOR NARIZ, OJOS, OÍDOS	A VECES	A VECES	GENERALMENTE	NUNCA
CONJUNTIVITIS	NO	NO	A VECES	A VECES

Una vez descartada otra dolencia, vemos que nos enfrentamos a un resfriado y vamos a ver cómo tratarlo para que tenga el menor impacto posible sobre nuestro ritmo de vida.

Remedios para el resfriado

Un resfriado común suele durar entre una y dos

semanas para estar completamente repuesto, pero podemos acortar este tiempo y recuperarnos antes siguiendo los consejos que puede ver a continuación.

• Evite los lácteos, azúcares / dulces y alimentos refinados o fritos. Evite todos los procesados y ultra-procesados.

• Descanse. El cuerpo necesita reposo y descanso para reponerse y estar cuanto antes al 100x100. Evite en lo posible las pantallas, móvil, tablet, ordenador, TV, excitan a su cerebro y perjudican el descanso.

• Manténgase hidratado. Beba agua (filtrada siempre que sea posible), agua tibia con limón y una cucharadita de miel cruda, una pizca de sal marina no refinada (Sal de Guérande por ejemplo), sopas de pollo y verduras (añada una pizca de pimienta de cayena para potenciar sus beneficios), caldo de huesos, el jugo de manzana ecológica (natural) caliente es un remedio muy utilizado contra el resfriado, compota de manzana casera, infusiones de jengibre y cúrcuma, tome un par de cucharaditas de polen de abeja mezcladas con una cucharada de miel cruda…

*Nunca ponga miel cruda en un líquido caliente, el

calor acaba con las propiedades beneficiosas de la miel.

• Alivie la congestión. El jengibre es un antihistamínico natural, un potente agente antiviral y un refuerzo inmunológico. Un té de jengibre alivia la congestión nasal y dolores de cabeza. Mientras lo bebe inhale el vapor, las inhalaciones de infusión de jengibre son una excelente ayuda para tratar rinitis y afecciones de garganta. Si no le agrada el jengibre puede cambiarlo por infusión de pino silvestre, tiene los mismos beneficios.

• Taponamiento nasal. Hágase lavados nasales con agua de mar, puede utilizar una jeringa, una perilla para irrigar con agua de mar las fosas nasales hasta que desaparezca el taponamiento. También puede hacer gárgaras con agua de mar pura o un poco disuelta si traga un poco no pasa nada, al contrario, el agua de mar tiene muchos beneficios para nuestra salud como le cuento en este artículo. Para ingerir agua de mar la dosis es ¼ de agua de mar por ¾ de agua dulce (filtrada si es posible). Puede tomar 3 o 4 vasos al día.

Hay quién recomienda lo anterior con agua

salada, mi consejo es: si no tiene acceso a agua de mar utilice sal marina virgen sin refinar ni aditivos, tampoco tendrá todos los oligoelementos del agua de mar, pero es lo que más se aproxima.

• Alivie el dolor general y de garganta. Como ya he dicho, el té o infusión de jengibre o de agujas de pino silvestre es un excelente calmante para el dolor de garganta. Las gárgaras con agua de mar también alivian el dolor de garganta y para el dolor general puede tomar cúrcuma, gracias a la curcumina es un magnífico analgésico natural. Estudios científicos han confirmado que una cucharadita de polvo de cúrcuma con una pizca de pimienta negra es más efectiva frente al dolor crónico que la aspirina o el ibuprofeno.

• Utilice un humidificador. Un humidificador o un vaporizador le ayudará a crear un ambiente más húmedo en su hogar y esto le ayudará a aliviar la congestión. También puede añadirle unas gotas de aceite esencial de eucalipto para obtener mejores resultados, aliviar tos, congestión nasal, suavizar garganta… Otro excelente remedio para calmar la tos (acaba con ella) y aliviar los síntomas del resfriado es poner una olla con 3 o 4 litros de agua a hervir y añadir una cebolla cortada por la mitad lo más cerca de usted para que le lleguen los vapores, en la habitación en la que vaya a dormir o a estar durante largo rato.

Escudos protectores frente al resfriado

1. Echinacea. Empezar a tomar echinacea ante los primeros síntomas de resfriado hace que se acorte el tiempo de recuperación y que los síntomas sean más leves. Si además tenemos la prevención de empezar a tomarla antes, es decir tomarla cuando empiece a cambiar el tiempo, estaremos protegidos y los resfriados pasarán de largo.
2. Vitamina C. Otro escudo protector frente a los resfriados. Empezar a tomar vitamina C antes de que empiecen los síntomas de resfriado acorta la duración y gravedad de los síntomas, llegando en muchas ocasiones a no presentarse ningún resfriado en personas incluso propensas.
3. Zinc. El zinc es un nutriente traza esencial en los seres humanos que desempeña un papel en el sistema inmunológico.

4. Quercetina. La quercetina es un nutriente extremadamente beneficioso para el organismo. En concreto, ésta permite estimular la respuesta del sistema inmunitario y regular la inflamación excesiva. La quercetina es considerada como el más activo de los flavonoides. Muchas plantas medicinales deben sus propiedades a su nivel elevado de quercetina: el ginkgo biloba, el hipérico o hierba de San Juan, el saúco, etc. Asimismo, este principio activo se encuentra en numerosos alimentos, especialmente en las alcaparras, el pimiento amarillo, la cebolla cruda, el arándano salvaje o el té verde.
5. Consuma fermentados de calidad: kéfir, chukrut, miso, vinagre de manzana no pasteurizado, natto etc.

Opciones sanadoras de la Medicina Tradicional China

La medicina china ofrece muchas opciones de apoyo herbal en cada etapa de un resfriado o gripe.

Hay docenas de fórmulas, y todos los practicantes de la medicina china tienen sus favoritas.

Gan Mao Ling es una mezcla de hierbas utilizada para el viento frío o las etapas de calor del viento. Se considera una de las fórmulas más efectivas, especialmente si se inicia dentro de las primeras 24 horas de los síntomas.

Puede encontrar Gan Mao Ling en cápsulas, jarabes, gotas … en la web o en tiendas de productos naturales.

Si sus síntomas de resfriado y gripe no mejoran o empeoran, reserve una cita con un acupunturista para ayudarlo a ajustar su plan de tratamiento. La acupuntura también puede ser efectiva para apoyar su chi y eliminar cualquier bloqueo a lo largo de la vía meridiana.

Gua Sha es otra herramienta efectiva se llama, una práctica de medicina popular utilizada para ayudar al cuerpo a expulsar toxinas a través de la piel. Es especialmente útil en las primeras etapas de un resfriado o gripe.

Gua Sha es una técnica de raspado ligero que generalmente involucra una herramienta con un borde redondeado y un aceite. Este tratamiento también es una herramienta fantástica para relajar los músculos tensos, rígidos o doloridos que vienen con los resfriados y la gripe.

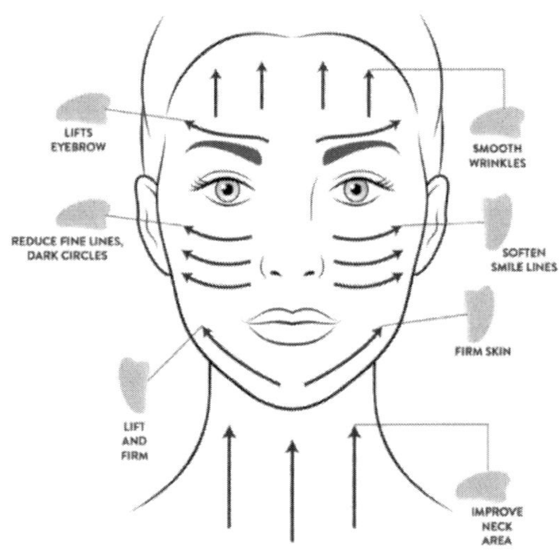

Ilustración 1Técnica Gua Sha

DOLOR DE GARGANTA

(Faringitis, placas pus, amigdalitis...)

En la mayoría de las ocasiones el dolor de garganta solo es producto de una infección leve, que, aunque bastante molesto suele pasar en unos días sin mayores problemas. Otras veces, se puede dar una infección estreptocócica (faringitis estreptocócica) que puede necesitar un tratamiento con antibióticos.

Remedio natural contra la tos, dolor de garganta, amígdalas, inflamadas que además fortalece el sistema inmune

Este es un remedio casero que realmente funciona y que no tiene ningún efecto secundario.

Los ingredientes son una combinación de especias y nutrientes totalmente naturales.

No provoca somnolencia

No provoca sequedad en las membranas mucosas

No tiene ningún efecto sobre la capacidad de conducir o manejar maquinaria

NOTA: no aconsejo este remedio para niños pequeños, su sabor es demasiado fuerte y no recomiendo la miel a niños menores de un año.

Este remedio es eficaz para aliviar cualquier tipo de tos, pero es especialmente efectivo en la tos seca tan molesta para conciliar el sueño y que además se mantiene un tiempo después de pasado el resfriado.

INGREDIENTES:

- ¼ cucharadita de pimienta de cayena.
- ¼ cucharadita de jengibre molido.
- 1 cucharada de miel cruda.
- 1 cucharada de vinagre de sidra de manzana sin pasteurizar.
- ½ taza de agua de calidad (mejor filtrada).

MODO DE EMPLEO:

Mezclar muy bien y tomar 2 cucharaditas por la noche y 2 por la mañana. Guarde siempre en el refrigerador bien tapado y remueva muy bien antes de tomar.

Para los más pequeños de la casa te recomiendo consultar este artículo especialmente enfocado en ellos y en fortalecer su sistema inmune.

Otros remedios para la garganta

- **Propóleo:** masticar propóleo natural que pueden encontrar en herbolarios o adquiriéndolo directamente a los apicultores locales. También hay pulverizadores de propóleo que podemos usar cada 2 horas hasta encontrar alivio.

- Gárgaras con agua de mar o agua tibia con 2 cucharadas de sal marina no refinada y sin aditivos.

- Gárgaras con agua tibia filtrada y 2 cucharadas de vinagre de manzana sin pasteurizar.

- Gárgaras de agua tibia con una cucharadita de canela de Ceylán.

- Consumir moringa con miel cruda, una cucharadita de moringa orgánica en polvo y miel cruda mezcladas, tomar una cucharada cada 2-3 horas, procurar ponerla debajo de la lengua e ir ensalivándola poco a poco hasta que se haga líquida y tragarla.

- Hacer gárgaras con agua de mar después de lavarse los dientes es un gran preventivo y tomar vitamina C liposomal unas semanas antes de los cambios de tiempo nos ayuda a estar fuertes y evitar infecciones oportunistas.

ARDOR DE ESTÓMAGO Y ACIDEZ

¿Necesita tomar antiácidos cada vez que come? Debería plantearse optar por opciones naturales con menos efectos secundarios y problemas asociados a estos fármacos que generalmente no necesitan prescripción o receta médica lo que no quiere decir que sean totalmente inofensivos.

Los fármacos antiácidos tienen 3 ingredientes básicos:

Magnesio (cloruro) que puede provocar diarrea.

Calcio o aluminio que pueden provocar estreñimiento.

Si toma habitualmente un antiácido con aluminio su organismo puede estar perdiendo calcio y esto puede producir osteoporosis y huesos débiles.

Si es un antiácido con calcio, a la larga puede causarle cálculos renales.

Los antiácidos también contienen aditivos poco recomendables como estearato de magnesio, óxido de titanio, etc.

También pueden modificar la forma en que su cuerpo asimila otros fármacos que esté tomando.

Remedios naturales

Los remedios naturales para el ardor de estómago y la acidez son una excelente opción, mucho más seguros e incluso efectivos que los fármacos y por supuesto sin sus indeseados efectos secundarios.

En Ayurveda se recomienda evitar alimentos picantes, ácidos y salados, y en Medicina China se recomienda evitar alimentos fritos, grasos y picantes para reducir la acidez y el ardor.

Vamos a ver varios remedios naturales que le van a ayudar a aliviar las molestias causadas por la acidez y el ardor de estómago.

- En primer lugar, el remedio estrella: media hora antes de cada comida tome un vaso de agua tibia con una cucharada de vinagre de sidra de manzana sin pasteurizar. Esto puede parecer contrario a la intuición, pero el vinagre de sidra de manzana en realidad ayuda a neutralizar el ácido del estómago y proporciona alivio de la acidez estomacal.

- Otro remedio eficaz es mascar chicle (elegir opciones sin aditivos). Masticar chicle estimula la producción de saliva, que ayuda a neutralizar el ácido estomacal y a aliviar el esófago.

*De todos los analizados estos son los más recomendables, así como el propóleo en pasta, hay apicultores que lo venden y puede masticarlo hasta que se disuelva, le ayudará también a fortalecer su sistema inmune.

- Si busca algo más calmante, pruebe a beber una taza de infusión de manzanilla. La manzanilla tiene propiedades antiinflamatorias que ayudan a reducir la inflamación del esófago y el estómago.

- Alimentos con sabor dulce: el sabor dulce se utiliza en la Medicina China para equilibrar el sistema digestivo y reducir la acidez. Se recomienda consumir alimentos con sabor dulce, como arroz, pollo, granos enteros y batatas.

- Alimentos con sabor amargo: el sabor amargo se utiliza en la Medicina China para reducir la acidez y la inflamación en el sistema digestivo. Se recomienda consumir alimentos con sabor amargo, como té verde, achicoria y endibia.

- OHCO Stomach Chi: este es un suplemento de hierbas chinas que se utiliza para fortalecer y restaurar el sistema digestivo y mejorar la función para ayudar a aliviar el estómago. Este suplemento contiene una mezcla de 11 hierbas chinas que apoyan el funcionamiento del sistema digestivo, incluyendo Atractylodes, Poria, Citrus, Pinellia, Licorice, jengibre, Jujube, Magnolia, Codonopsis, Cardamomo y Amomum. Estas hierbas se utilizan en la Medicina China para fortalecer y restaurar el sistema digestivo, mejorar la función y aliviar los síntomas de problemas digestivos. OHCO Stomach Chi se presenta en forma de cápsulas y se recomienda tomar dos cápsulas tres veces al día para adultos. En algunos casos, se pueden tomar dos cápsulas cada 30 minutos para obtener un apoyo adicional.

- El jengibre es otro gran remedio natural que puede ayudar a aliviar el ardor de estómago y la acidez. Puede masticar un trocito de jengibre fresco o jengibre caramelizado, también beber té de jengibre (fresco o seco) y añadir jengibre a sus comidas.

- El hinojo es una planta que se ha utilizado tradicionalmente para tratar una variedad de problemas digestivos, incluyendo el ardor estomacal. Contiene compuestos que pueden ayudar a reducir la inflamación y mejorar la digestión. Para utilizar el hinojo para el ardor estomacal, se puede masticar las semillas de hinojo o preparar una infusión de hinojo y beberla después de las comidas.

AYURVEDA

En Ayurveda, algunos alimentos recomendados para tratar la acidez son:

- Infusión de comino, coriandro e hinojo.
- Ghee (mantequilla clarificada).
- Verduras ligeramente salteadas y condimentadas con comino, laurel, coriandro, pimienta negra o hinojo.

- Cremas de verduras o leche con especias para la cena.
- Frutas dulces y maduras como manzanas, aguacate, cerezas, cocos, uvas, mangos, melones, peras, ciruelas, ciruelas secas y pasas de uva.
- Cereales como avena, cebada, arroz integral y trigo.
- Legumbres como garbanzos.
- Aceites como coco, oliva y almendras.
- Además, Ayurveda recomienda evitar alimentos picantes, ácidos y salados, así como las ensaladas crudas y los alimentos pesados en la noche. También se recomienda evitar beber durante las comidas para no apagar el fuego digestivo y cuidar el estado anímico para evitar la aparición de toxinas.

Algunos remedios ayurvédicos adicionales para tratar la acidez:

1. Infusión de jengibre con miel: el jengibre es un antiinflamatorio natural que puede ayudar a reducir la inflamación en el sistema digestivo y aliviar la acidez. Se recomienda tomar una infusión de jengibre con miel después de las comidas.

2. Infusión de menta: la menta es un calmante natural que puede ayudar a reducir la acidez y la inflamación en el sistema digestivo. Se recomienda tomar una infusión de menta después de las comidas.

3. Infusión de regaliz: el regaliz es un antiinflamatorio natural que puede ayudar a reducir la inflamación en el sistema digestivo y aliviar la acidez. Se recomienda tomar una infusión de regaliz después de las comidas.

4. Amla: el amla es una fruta rica en vitamina C que puede ayudar a reducir la inflamación en el sistema digestivo y aliviar la acidez. Se recomienda tomar amla en forma de polvo o cápsulas después de las comidas.

5. Triphala: Triphala es una mezcla de tres frutas que se utiliza en Ayurveda para tratar una variedad de problemas digestivos, incluyendo la acidez. Se recomienda tomar Triphala en forma de polvo o cápsulas después de las comidas.

Por último, asegúrese de evitar los alimentos desencadenantes que pueden empeorar sus síntomas, puede empezar un diario de comidas y apuntar en qué momento empeoran sus síntomas y qué comió previamente, este diario le ayudará a prevenir y sobre todo a conocer su cuerpo para ir a la raíz ¡el autoconocimiento es clave! Entre ellos se encuentran los alimentos procesados, los azúcares, los productos a base de tomate, refinados y las bebidas carbonatadas. En su lugar, opte por alimentos más alcalinos como los plátanos, los melones y las verduras de hoja verde.

DOLORES DE CABEZA

En la medicina holística el dolor de cabeza es un síntoma de un desequilibrio en el cuerpo, la mente o el espíritu. Por eso, busca la causa raíz del problema y ofrece tratamientos personalizados que abarcan todos los aspectos de la vida de la persona, como la alimentación, el ejercicio, el estrés, las emociones, las creencias y el entorno. Algunas terapias holísticas que pueden ayudarnos a prevenir o aliviar el dolor de cabeza son la hidratación, la nutrición, el masaje, la acupuntura, la aromaterapia, la meditación, el yoga y otros remedios naturales.

Los dolores de cabeza afectan a millones de personas en todo el mundo, y entre los tipos de dolor de cabeza más habituales están:

- Dolor de cabeza por tensión:

  Este tipo de dolor de cabeza se caracteriza por una sensación de dolor sordo en toda la cabeza. A menudo, es desencadenado por el estrés.

- Dolor de cabeza en racimo:

  Este dolor de cabeza es intenso y recurrente, y puede estar acompañado de síntomas como párpado hinchado, ojos llorosos, nariz congestionada, sensibilidad al sonido y la luz, y agitación o inquietud.

- Migraña:

Las migrañas son dolores de cabeza intensos que a menudo vienen acompañados de náuseas, vómitos y sensibilidad extrema a la luz y el sonido.

- Dolor de cabeza por esfuerzo:

Este dolor de cabeza se puede originar por saltar, correr, levantar pesas, tener relaciones sexuales, o tras un ataque de estornudos o tos.

- Dolor de cabeza hípnico:

Este es un dolor punzante de intensidad leve a moderada, que suele sentirse en los dos lados de la cabeza.

Remedios naturales para el dolor de cabeza

Una de las causas frecuentes del dolor de cabeza es la carencia de vitaminas, especialmente las B (B2, riboflavina), D y la coenzima Q10. Y minerales como el magnesio. Un análisis de sangre nos dirá si este es el motivo. La solución es sencilla, aumentar nuestro consumo de alimentos que contengan las vitaminas o minerales de los que tenemos déficit (el de magnesio está prácticamente garantizado) y tomar suplementos que nos ayuden a reponer este déficit.

Hidratación:

- Beber agua puede aliviar los síntomas del dolor de cabeza en la mayoría de las personas que sufren de deshidratación. Procure que su agua sea siempre la mejor, tanto para beber como para bañarse, tenga en cuenta que la piel la absorbe y si el agua contiene tóxicos estos pasarán a su organismo. El mejor método para asegurarse una agua de calidad (salvo que pueda conseguir agua de manantial) es filtrar el agua en casa, en el blog tengo artículos sobre el agua en los que puede ver filtros de agua para beber y para ducha o baño que he probado en casa y recomiendo.

Tomar un poco de sal marina debajo de la lengua (sin aditivos) y beber un vaso de agua ayuda a hidratarse y calmar el dolor de cabeza.

Tomar una cucharada de polen de abeja, mezclarlo en la boca con la saliva hasta que se disuelva y tragar también es muy efectivo cuando el dolor de cabeza es provocado por una deshidratación.

Proteger la cabeza y los oídos del frío ¡sentido común, el menos común de los sentidos!

A veces se descartan deficiencias y otros problemas subyacentes, y llegamos a la conclusión de que el dolor de cabeza está provocado por enfriamiento.

El dolor de cabeza por frío es una sensación de dolor intenso y breve que se produce cuando el aire muy frío entra en contacto con la boca, la nariz o la cabeza. Se debe a que los vasos sanguíneos de la cabeza se contraen y se dilatan rápidamente para evitar la pérdida de calor, lo que estimula los receptores del dolor y envía una señal al cerebro. Este tipo de dolor de cabeza no es grave ni tiene consecuencias para la salud, pero puede ser muy molesto.

Para prevenir el dolor de cabeza por frío, se recomienda proteger la cabeza y los oídos del frío con un gorro, una bufanda o unas orejeras, especialmente si se va a estar expuesto a temperaturas muy bajas o a vientos fuertes. También se aconseja evitar consumir alimentos o bebidas muy frías, o hacerlo lentamente y sin que toquen el paladar. Asimismo, se puede intentar respirar por la nariz en lugar de por la boca, para que el aire se caliente antes de llegar al cerebro.

Si el dolor de cabeza por frío ya se ha producido, se

puede aliviar masajeando suavemente la zona afectada. También se puede tomar una infusión de agua caliente con una cucharadita de jengibre seco y un poco de panela para endulzar, esto ayudará a reducir la inflamación y el dolor.

Infusión:

Hervimos 1 litro de agua, añadimos 2 cucharadas de jengibre seco, 1 cucharada de canela de Ceylán, un anís estrellado y 8 semillas de cardamomo, tapamos y dejamos reposar toda la noche, por la mañana colamos y calentamos un poco de infusión, tomamos a lo largo del día. Podemos endulzar con un poco de panela o miel cruda (si la infusión está tibia, nunca usar miel cruda en bebidas calientes).

Aplicación de compresas frías:

La aplicación de compresas frías o congeladas en el área del cuello o la cabeza disminuye la inflamación, ralentiza la conducción nerviosa y contrae los vasos sanguíneos, ayudando a aliviar el dolor de cabeza.

Meditación:

La meditación, que incluye sentarse en una posición

cómoda y regular su respiración hasta que se relaje, puede ayudar a disminuir la tensión causada por un dolor de cabeza.

Escucha de sonidos relajantes:

Los ritmos y las melodías suaves pueden ayudar a reducir la velocidad de su respiración y fomentar la relajación, además de ayudar a calmar el dolor o la tensión corporal.

Aceites esenciales:

Uno de los remedios naturales más populares y con magníficos resultados es la aromaterapia. Los aceites esenciales como la menta, la lavanda y el eucalipto tienen propiedades calmantes y tranquilizantes que pueden ayudar a aliviar los síntomas del dolor de cabeza. Basta con inhalar el aroma de estos aceites o aplicar unas gotas en las sienes y la frente para obtener alivio.

Cambios en la dieta:

Los cambios en la dieta también pueden ser eficaces para prevenir los dolores de cabeza. Ciertos alimentos y bebidas, como el azúcar, la cafeína, el alcohol, refinados y los alimentos procesados, pueden desencadenar dolores de cabeza en algunas personas. Seguir una dieta rica en alimentos integrales, escogiendo carne de animales de pasto, huevos de gallinas criadas en libertad, pescados salvajes, frutas y verduras ecológicas dentro de lo posible puede ayudar a reducir la inflamación y favorecer la salud en general, lo que puede ayudar a prevenir los dolores de cabeza.

Acupresión:

Aplicar presión en ciertos puntos de acupuntura puede aliviar el dolor de cabeza.

Es importante recordar que estos remedios pueden no ser efectivos para todos y que, en casos de dolores de cabeza severos o crónicos, se debe buscar un médico integrativo que le ayude a encontrar y tratar la causa.

El punto de presión LI-4 también se llama Hegu. Se encuentra en el dorso de la mano. Está entre la base del pulgar y el dedo índice véase la figura. Hacer acupresión sobre este punto puede ayudarle a aliviar los dolores de cabeza y otros tipos de dolor.

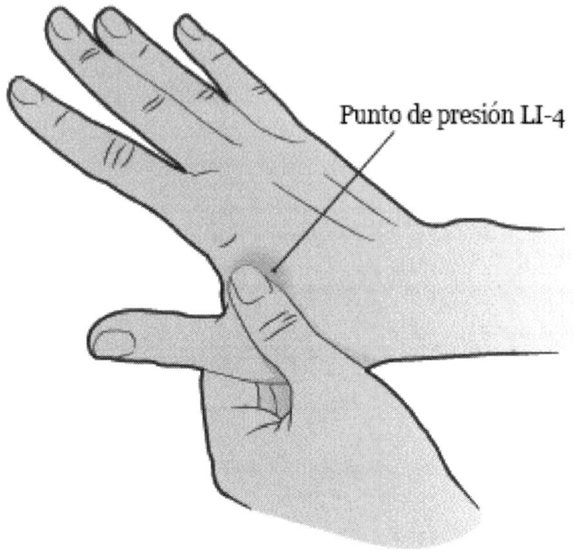

Punto de presión LI-4 Punto "aspirina"

Oprima este punto con el pulgar y muévalo en un círculo (da igual en qué sentido) mientras aplica presión durante 2 o 3 minutos.

Aplique presión con firmeza, pero no para que le duela.

Repita los pasos en la otra mano.

* No realice acupresión en este punto si está embarazada. Presionar este punto puede hacer que entre en trabajo de parto.

DOLORES ARTICULARES

El dolor articular es un problema de salud muy común que afecta a millones de personas en todo el mundo. Puede afectar a cualquier edad y puede deberse a diversas causas, como lesiones, artritis, crecimiento o envejecimiento.

Lo más habitual cuando se acude a consulta con dolor articular es salir con unas cuantas recetas de medicamentos analgésicos y antiinflamatorios para aliviar los síntomas, no para tratar la causa. Estos fármacos tienen gran cantidad de efectos secundarios nada deseables y a la larga pueden causar más mal que bien, mientras que los remedios naturales por su parte suelen ser muy eficaces para tratar el dolor articular, son seguros, asequibles y bien aplicados no tienen efectos secundarios.

• Cúrcuma

Uno de los remedios naturales más populares para el dolor articular es la cúrcuma. Esta especia tiene propiedades antiinflamatorias que pueden reducir la inflamación y el dolor en las articulaciones. Puede añadir cúrcuma a su dieta espolvoreándola en la comida, preparando alguna receta como leche dorada

(Golden milk) o tomándola como suplemento.

*Tenga en cuenta que la cúrcuma es segura en las cantidades que se utilizan para preparar alimentos, pero puede tener interacciones con algunos fármacos anticonvulsivos, anticoagulantes, analgésicos, antidepresivos y antiinflamatorios. Más información en este artículo.

• Jengibre

Otro remedio natural es el jengibre, que también tiene propiedades antiinflamatorias. El jengibre puede consumirse en infusión, o añadirse a las comidas fresco picado en trocitos pequeños o en polvo.

Dos recetas de infusión de jengibre:

Ponga al fuego medio litro de agua, cuando rompa a hervir añada una raíz de jengibre de tamaño medio lavada y cortada en rodajas finas, déjelas a fuego lento durante 20 minutos.

1) Té de jengibre, canela y miel

Aunque el sabor del jengibre y el de la canela son picantes, su combinación como infusión es un magnífico antiinflamatorio. La miel cruda por su parte ayuda a equilibrar este sabor picante. A su infusión solo tiene que agregar una varita de canela y al servir una o dos cucharaditas de miel cruda.

2) Té de jengibre negro

Una combinación de dos regalos de la naturaleza, el jengibre y el té verde, que entre muchos beneficios dota de antioxidantes al cuerpo para limpiarlo de radicales libres, ayuda a combatir el estrés y a relajar al cuerpo lo que es buenísimo para reducir la inflamación. Para prepararlo solo tiene que preparar una infusión de té verde y mezclarlo bien con el de jengibre, puede agregar una cucharadita de miel cruda.

• **Aceite de pescado de calidad**

Otro excelente remedio natural para el dolor articular. Contiene ácidos grasos omega-3, que tienen propiedades antiinflamatorias que pueden reducir el dolor y la rigidez articular. Puede tomar suplementos de aceite de pescado o aumentar la ingesta de pescados grasos como el salmón, la caballa y las sardinas. Escoja siempre que le sea posible pescados salvajes, los pescados criados en piscifactorías son alimentados con piensos que nada tienen que ver con la alimentación natural de los peces y por lo tanto ni el valor nutricional ni el contenido en grasas saludables y otros nutrientes es el mismo.

• **Magnesio**

El magnesio, como ya sabe, es un nutriente esencial para nuestro organismo que participa en más de 300 reacciones enzimáticas y en más de 600 reacciones celulares. El magnesio regula la función de los músculos siendo especialmente importante para el músculo cardíaco y el sistema nervioso, previene enfermedades cardiovasculares, regula la presión sanguínea y los niveles de azúcar en sangre, ayuda a reducir el cansancio y la fatiga, relaja la musculatura, aumenta la energía...

Tomar entre 300 y 400 mg de malato o taurato de magnesio al día es una de las mejores recomendaciones para aliviar el dolor muscular y mejorar el bienestar en todos los aspectos. Además, darse masajes con aceite de magnesio en la articulación dolorida le proporcionará un alivio rápido y le ayudará a recuperarse.

*Los masajes con aceite de magnesio son especialmente recomendables (y efectivos) en niños a partir de 3 años cuando estos se quejan de dolor articular. Además, un masaje con aceite de magnesio en las piernas antes de dormir les relaja y les ayuda a tener un mejor sueño y estar más relajados al día siguiente.

• **Ejercicio**

El ejercicio también es un remedio natural eficaz contra el dolor articular. Ayuda a fortalecer los músculos que rodean las articulaciones liberándolas de sobreesfuerzos y facilitando su función contribuyendo a reducir el dolor y mejorar la movilidad. Las actividades de bajo impacto, como caminar, nadar y hacer yoga, tai chi y otros pueden ser especialmente beneficiosas para quienes sufren dolor articular.

• **Sueño**

Dormir lo suficiente es esencial para controlar el dolor articular. La falta de sueño puede exacerbar el dolor y la inflamación de las articulaciones. Intente dormir al menos 7-8 horas por noche y establezca un horario de sueño regular para asegurarse de que descansa lo suficiente.

En conclusión, los remedios naturales para el dolor

articular pueden ser una alternativa eficaz a los analgésicos. Incorporar la cúrcuma, el magnesio, el jengibre, el aceite de pescado, el ejercicio y dormir lo suficiente a la rutina diaria puede ayudar a reducir el dolor articular y mejorar la salud general de las articulaciones. Como siempre, le recomiendo ver las contraindicaciones o efectos secundarios antes de empezar a tomar cualquier suplemento o iniciar una rutina de ejercicios siendo muy recomendable consultar con un médico integrativo.

Suplementos que ayudan con los dolores articulares

Glucosamina y condroitina: Son componentes naturales del cartílago que pueden prevenir su descomposición y estimular su reparación. Estudios sugieren que pueden reducir el dolor y la rigidez en las articulaciones, especialmente en las rodillas.

Omega-3: Son ácidos grasos esenciales que se encuentran en el pescado azul, los frutos secos y las semillas. Tienen efectos antiinflamatorios y pueden mejorar la función articular y reducir los síntomas de la artritis reumatoide.

S-adenosil-L-metionina (SAMe): Es una molécula que se produce naturalmente en el cuerpo y que participa en la síntesis de neurotransmisores, hormonas y proteínas. Tiene efectos antidepresivos, antiinflamatorios y analgésicos, y puede mejorar la movilidad y la calidad de vida de las personas con osteoartritis.

Algunas de las plantas que se usan en el Ayurveda para dolores articulares

Ashwagandha: Es una planta adaptógena que ayuda a reducir el estrés, la inflamación y el dolor. También fortalece el sistema inmunológico, el sistema nervioso y el tejido óseo. Se puede tomar en forma de polvo, cápsulas o tintura.

Boswellia: Es una planta que se extrae de la resina del árbol del incienso. Tiene propiedades antiinflamatorias y analgésicas, y puede mejorar la movilidad y la función articular. Se puede tomar en forma de cápsulas o cremas.

Guggul: Es una planta quc sc obtiene de la savia del árbol de la mirra. Tiene propiedades antiinflamatorias, antioxidantes y depurativas, y puede ayudar a eliminar las toxinas que se acumulan en las articulaciones. Se puede tomar en forma de polvo o cápsulas.

Nirgundi: Es una planta que se conoce como el "destructor del dolor". Tiene propiedades antiinflamatorias, antiespasmódicas y sedantes, y puede aliviar el dolor muscular y articular. Se puede tomar en forma de infusión, aceite o ungüento.

Medicina china y dolor articular

Según la medicina china, los dolores articulares se deben a un bloqueo o una deficiencia del qi y de la sangre en los meridianos, que puede estar causado por factores externos (frío, humedad, viento, calor) o internos (emociones, dieta, estilo de vida). Para aliviar los dolores articulares, la medicina china recomienda consumir plantas o alimentos que tengan propiedades antiinflamatorias, analgésicas, circulatorias y tonificantes, y que se adapten al tipo de dolor y al estado de cada persona.

Algunas de las plantas o alimentos que recomienda la medicina china para los dolores articulares son:

Jengibre: Es una planta que se usa tanto en la cocina como en la medicina china. Tiene efectos antiinflamatorios, analgésicos, antirreumáticos y estimulantes. Ayuda a disolver el frío y la humedad que se acumulan en las articulaciones y a mejorar la circulación del qi y de la sangre. Se puede tomar en forma de infusión, de polvo, de aceite o de cataplasma.

Canela: Es una especia que se obtiene de la corteza del árbol de la canela. Tiene propiedades antiinflamatorias, analgésicas, antiespasmódicas y calentadoras. Ayuda a expulsar el frío y el viento que causan el dolor y la rigidez en las articulaciones y a tonificar el yang del riñón. Se puede tomar en forma de infusión, de polvo, de aceite o de ungüento.

Angélica china: Es una planta que se conoce como dang gui o dong quai. Tiene propiedades antiinflamatorias, analgésicas, circulatorias y nutritivas. Ayuda a nutrir la sangre y a eliminar la estasis sanguínea que provocan el dolor y la inflamación en las articulaciones. Se puede tomar en forma de infusión, de polvo, de tintura o de cápsulas.

Pimienta de Sichuan: Es una especia que se obtiene de las bayas secas de una planta de la familia de los cítricos. Tiene efectos antiinflamatorios, analgésicos, antirreumáticos y aromáticos. Ayuda a dispersar el frío y la humedad que obstruyen las articulaciones y a aliviar el dolor y el entumecimiento. Se puede tomar en forma de infusión, de polvo, de aceite o de cataplasma.

DOLORES MUSCULARES

El dolor muscular puede producirse por diversos motivos, como pueden ser un esfuerzo físico, una lesión o una afección médica subyacente. Por regla general cuando una persona acude al médico quejándose de dolor muscular le recetan analgésicos y relajantes musculares para aliviar el dolor muscular, pero como ya sabemos estos fármacos no son inocuos y en la mayoría de los casos tienen más efectos nocivos que beneficios, para evitarlos podemos recurrir a varios remedios naturales que pueden ayudar a controlar los síntomas.

• Terapia de calor

Es uno de los remedios naturales más eficaces para el dolor muscular. Aplicar calor en la zona afectada ayuda a aumentar el flujo sanguíneo, relajar los músculos y reducir la inflamación. Puede utilizar una almohadilla térmica o una toalla caliente para proporcionar calor a la zona afectada. Además, existen lámparas de luz infrarroja que generan calor profundo, son muy efectivas para aliviar el dolor muscular. Tomar un baño o una ducha caliente también puede ayudar a aliviar el dolor muscular.

• Terapia de frío o crioterapia

Otro remedio natural eficaz para el dolor muscular es la terapia de frío. Aplicar una compresa fría o una bolsa de hielo en la zona afectada puede ayudar a reducir la inflamación, adormecer el dolor y prevenir la hinchazón. La terapia con frío es especialmente eficaz para el dolor muscular agudo causado por una lesión o un esfuerzo excesivo.

• Masajes

Además de la terapia con calor y frío, el masaje también puede ser un remedio natural eficaz para el dolor muscular. Masajear la zona afectada con aceite de magnesio puede ayudar a mejorar la circulación sanguínea, reducir la tensión muscular y favorecer la relajación. Puede utilizar una pelota de masaje o un rodillo de espuma para masajear la zona afectada, o recurrir a la ayuda de un masajista profesional.

• Estiramientos

Otro remedio natural que puede ayudar a controlar el dolor muscular. Los estiramientos pueden ayudar a mejorar la flexibilidad, reducir la tensión muscular y prevenir futuras lesiones. Puede realizar estiramientos suaves de los músculos afectados, como estiramientos de los isquiotibiales para el dolor lumbar o estiramientos de los hombros para el dolor de cuello.

• **Plantas**

- **Árnica** es una planta muy apreciada por sus propiedades analgésicas y antiinflamatorias, muy utilizada contra el dolor en las articulaciones, dolor de cuello, artritis, artrosis, dolor de cuello, de espalda o ciática. La puede utilizar en forma de pomada o gel aplicándola sobre la zona a tratar.

- **El harpagofito** o garra del diablo también es una planta muy utilizada en cápsulas o ungüento para combatir el dolor articular y muscular y reducir la inflamación.
Tenga en cuenta que el harpagofito está contraindicado en casos de úlcera gástrica o gastroduodenal, puede ocasionar molestias gastrointestinales y está desaconsejado en caso de mujeres embarazadas o lactantes.

- **El romero** otra planta que además de un olor muy agradable tiene una gran eficacia a la hora de combatir el dolor articular y muscular. El mejor modo de utilizar el romero es hacer una decocción y aplicarla mediante paños en la parte afectada, aunque también puede encontrar alcohol de romero y aceite de romero para aplicarlos directamente.

- **La cúrcuma** gracias a la curcumina es un magnífico analgésico natural.
  Estudios científicos han confirmado que una cucharadita de polvo de cúrcuma con una pizca de pimienta negra molida es más efectiva frente al dolor crónico que la aspirina o el ibuprofeno.

Por último, incorporar alimentos y suplementos antiinflamatorios a la dieta también puede ayudar a controlar el dolor muscular. Los alimentos ricos en ácidos grasos omega-3, como el salmón salvaje y las nueces (debidamente activadas), pueden ayudar a reducir la inflamación. Del mismo modo, suplementos como la cúrcuma y el jengibre también pueden ayudar a controlar el dolor muscular debido a sus propiedades antiinflamatorias.

¿Qué dice la Medicina China y qué soluciones nos aporta?

La medicina china se basa en el concepto de que el cuerpo tiene un equilibrio dinámico entre los principios de yin y yang, así como entre el qi (energía vital) y la sangre, que viajan por unos canales llamados meridianos. Cuando hay un desequilibrio o una obstrucción en alguno de estos elementos, se produce un dolor o una enfermedad. El objetivo del tratamiento es restablecer el equilibrio mediante la estimulación o la eliminación de los factores causales, mediante técnicas como la acupuntura, la moxibustión, el masaje o la fitoterapia.

Recuerde esta terapia

La moxibustión es una técnica de la medicina tradicional china que consiste en aplicar calor en puntos de acupuntura o zonas del cuerpo con el fin de equilibrar el flujo de energía y sangre, y prevenir o tratar diversas enfermedades. Se utiliza la planta de artemisa seca y triturada, que se llama moxa, y se puede quemar directamente sobre la piel, sobre una aguja de acupuntura, o cerca de la superficie corporal.

La moxibustión tiene varios beneficios, como relajar los músculos, mejorar la circulación, estimular el sistema inmunológico, reducir el estrés y el dolor, y favorecer el bienestar general. Se usa para tratar problemas digestivos, respiratorios, ginecológicos, articulares, metabólicos, inmunológicos, entre otros.

Es una terapia milenaria que forma parte del patrimonio cultural inmaterial de la humanidad, y que se practica en muchos países de Asia y de Occidente.

¿Qué plantas se usan en la Medicina China?

Hay varias plantas que se usan para el dolor, tanto en forma de infusiones, decocciones, cápsulas o aceites esenciales. Algunas de estas plantas son:

- **Ginseng:** es una de las plantas más valoradas en la medicina china, donde se le conoce como el rey de las hierbas. Tiene propiedades energizantes, adaptogénicas y analgésicas, que ayudan a mejorar el rendimiento físico y mental, a regular el sistema inmunológico y a aliviar el dolor muscular y articular.

- **Cúrcuma + Jengibre + Pimienta Negra:** La combinación de cúrcuma, jengibre y pimienta negra es un remedio natural que se usa para el dolor en la medicina china y en otras tradiciones. Estos ingredientes tienen propiedades antiinflamatorias y analgésicas que ayudan a reducir la inflamación y el dolor en el cuerpo. Además, la pimienta negra mejora la absorción de la curcumina, el compuesto activo de la cúrcuma, lo que potencia su efecto.

- **Té verde:** es una bebida con un color verde claro que se obtiene de las hojas secas del té. Tiene propiedades antioxidantes, diuréticas y relajantes musculares, que ayudan a proteger las células del daño oxidativo, a eliminar las toxinas del organismo y a reducir el estrés y el dolor.

- **Corydalis:** es una planta con flores blancas o moradas que se usa como calmante para el dolor en la medicina china. Uno de sus componentes activos es la dehydrocorybulbine (DHCB), un analgésico que actúa sobre los receptores de dopamina en el cerebro. El DHCB puede aliviar los tres tipos de dolor humano: agudo, inflamatorio y crónico.

Si después de probar todo lo anterior el dolor persiste o va acompañado de otros síntomas, le recomiendo consultar a un profesional médico.

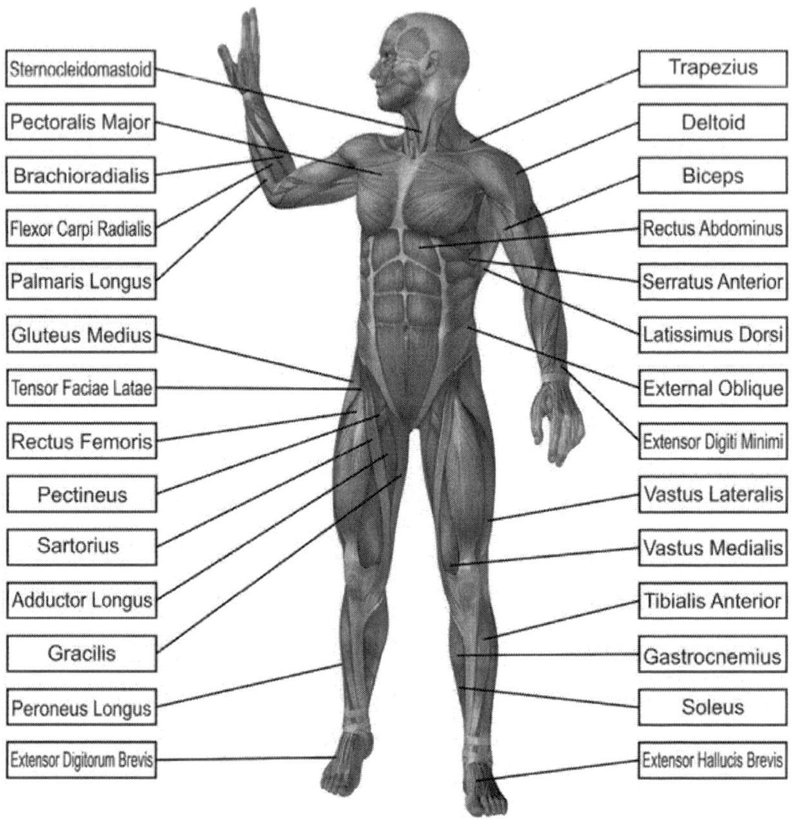

Músculos del cuerpo humano

FASCITIS PLANTAR

La fascitis plantar es una inflamación del ligamento fibroso llamado fascia plantar, que se extiende desde el hueso del talón (calcáneo) hasta las falanges proximales de los dedos del pie. Este ligamento forma el arco del pie y es esencial para la función normal al caminar y mantener el equilibrio.

Causas

La fascitis plantar puede ser causada por varios factores:

Sobrecarga por actividad física: Ejercicio excesivo, correr, saltar o estar de pie durante mucho tiempo.

Retracción del tendón de Aquiles: La tensión en el tendón de Aquiles puede afectar la fascia plantar.

Uso de calzado inadecuado: Zapatos sin almohadillas o caminar descalzo sobre superficies duras.

Obesidad: El exceso de peso aumenta la presión sobre la fascia plantar.

Síntomas

La fascitis plantar se caracteriza por dolor en el talón.

El dolor de la fascitis plantar generalmente se siente cerca de la inserción de la fascia en el calcáneo (hueso del talón). Puede ser más intenso por la mañana al dar los primeros pasos o después de estar de pie durante mucho tiempo. También puede manifestarse en la parte interna del tobillo.

Diagnóstico

El diagnóstico se basa en el examen físico y la revisión de la historia clínica.

Las pruebas de imagen, como la radiografía o el ultrasonido, no suelen ser necesarias, pero pueden realizarse para descartar otras causas con síntomas similares.

Tratamiento

Ponga una botellita de 1/2 litro con agua en el congelador. Sáquela cuando el hielo esté sólido y ponga la botella en el suelo sobre una toalla, siéntese en una silla para rodar la botella con el pie afectado.

Otro ejercicio recomendado es poner una pelota de tenis o un rodillo para fascitis plantar que puede encontrar en ortopedias o a través de la web, pone el pie sobre una pelota de tenis y presiona con la planta del pie, haga movimientos de arriba abajo, izquierda derecha. Hay que hacer presión, pero sin lastimarse. Lo más que aguante. Para no caerse, si lo hace de pie, puede sostenerse con una silla o mueble; este ejercicio será muy beneficioso junto a la terapia de hielo, le será de ayuda para bajar la inflamación y el dolor. Después de terminar sus ejercicios, lave la botella y vuelva a ponerla en el congelador para tenerla lista para la siguiente. Le recomiendo hacerlo todas las noches, y en sus días libres unas dos o tres veces al día, hasta que mejore.

Además, necesita estirar su pie y tendón de Aquiles, puede usar unas plantillas para la fascitis plantar y también hay almohadillas de gel que alivian mucho y son cómodas de llevar.

Si le gusta dormir boca abajo, hágalo de manera que sus pies no queden en punta, deje que cuelguen fuera del colchón.

Toma tiempo y parece que nunca más podrá caminar sin dolor, pero tenga paciencia y haga sus estiramientos, use botella de agua, las plantillas, la pelota de tenis, y masajee sus pies con un masaje con aceite de CBD ¡es increíble!, o de oliva, y verá cómo se recupera y puede volver a sus actividades.

Se recomienda usar calzado con un poco de tacón o cuña, aproximadamente 3 o 4 centímetros, es mucho mejor que los zapatos completamente planos.

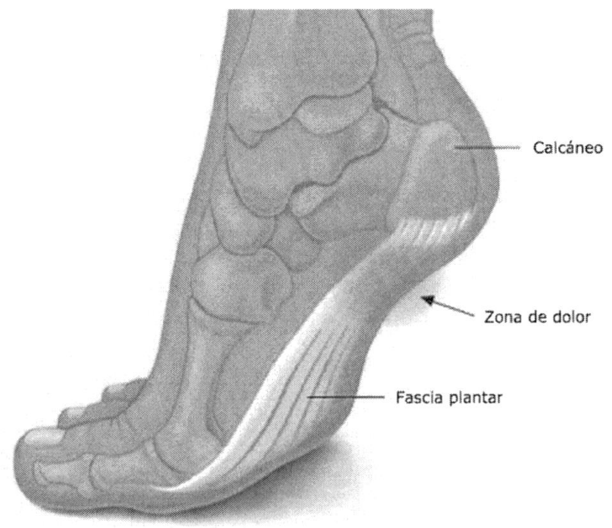

Fascitis plantar

CERVICALGIA

La cervicalgia, también conocida comúnmente como dolor de cuello, es un problema común que puede ser causado por numerosos problemas espinales. Este dolor puede surgir debido a la tensión muscular en el cuello y la parte superior de la espalda, o al pinzamiento de los nervios que emanan de las vértebras cervicales. La interrupción de las articulaciones en el cuello y la parte superior de la espalda también puede causar dolor.

Síntomas

- Dolor en la zona del cuello.
- Dificultad para movilizar el cuello.
- Cefaleas (dolor de cabeza).
- Mareos.
- Rigidez en el cuello.
- Hormigueo en los brazos o manos.
- Dolor que se irradia a los brazos, la cabeza o la espalda.

Además, la cervicalgia puede estar acompañada de otros síntomas como náuseas, vómitos, cansancio/debilidad, trastornos visuales, fiebre, vértigo, pitidos en los oídos, entre otros.

Prevención

Para evitar la cervicalgia, es importante mantener una postura adecuada al trabajar, caminar, dormir y realizar actividades cotidianas. Evitar movimientos, posturas y actividades que generen dolor cervical es fundamental. No se deben mantener posturas que involucren la extensión y flexión sostenida del cuello por más de 2 horas. Al usar el teléfono, se debe mantener la columna cervical en posición neutra y elevar la mano con la que se sujeta el móvil, acercándolo al nivel de los ojos. Para prevenir el dolor de cuello procure mantener la columna cervical recta, como si una fuerza imaginaria te tirara hacia arriba, y empuje los hombros hacia atrás hasta alinearlos con las orejas. Así el peso de la cabeza se mantendrá equilibrado de manera natural sobre su columna cervical, en vez de forzar los músculos del cuello.

Mantener una buena postura es esencial para prevenir y tratar el dolor de cuello.

Tratamiento

La cervicalgia se puede tratar, en la mayor parte de los casos, con el uso de plantas medicinales y terapias manuales como masajes.

Aquí tiene algunos tratamientos naturales para la cervicalgia:

1. Plantas medicinales:

Algunas plantas medicinales como la lavanda, el boldo, la cúrcuma, el harpagofito, árnica, y la manzanilla tienen propiedades analgésicas y antiinflamatorias que ayudan a reducir el dolor cervical.

2. Masajes con aceites esenciales:

La terapia de masaje es otro remedio natural que puede ayudar a aliviar el dolor de cuello. Un masajista profesional puede utilizar diversas técnicas para ayudar a aflojar los músculos tensos y reducir el dolor y las molestias. Alternativamente, se puede utilizar un masajeador manual en casa para obtener beneficios similares.

Los masajes en la zona cervical con aceites

esenciales como el de lavanda mezclado con el aceite almendras dulces (7 gotas de aceite esencial en 3 cucharadas de aceite base como el de almendras) ayudan a aliviar la rigidez muscular y reducir el dolor.

El masaje con aceite de magnesio también es muy beneficioso.

3. Aplicación de calor:

La terapia con calor es otro remedio natural eficaz para el dolor de cuello. Aplicar una compresa caliente, una lámpara de luz infrarroja o tomar un baño caliente puede ayudar a aumentar el flujo sanguíneo a la zona afectada, lo que puede ayudar a reducir el dolor y la inflamación. La terapia con calor también puede ayudar a relajar los músculos tensos, facilitando el movimiento del cuello sin molestias.

Hay varias formas para aplicar calor (lo que mejor funcione en cada persona) en la zona cervical para ayudar a reducir la inflamación y aliviar el dolor.

-Compresas calientes. Hay unas almohadas que se pueden calentar en el horno y mantienen el calor durante bastante tiempo, bolsas para poner agua caliente, mantas o almohadas eléctricas…

-Luz infrarroja. Es una lámpara especial que irradia

calor procurando un gran alivio del dolor de origen muscular.

4. Ejercicios de estiramiento y relajación:

Uno de los remedios naturales más eficaces es el estiramiento. Los estiramientos pueden ayudar a aliviar la tensión de los músculos del cuello y los hombros, que puede contribuir al dolor y las molestias. Estiramientos suaves, como inclinar la cabeza de lado a lado, girar los hombros y rotar el cuello, pueden realizarse a lo largo del día para reducir el dolor y la rigidez.

5. Acupuntura:

La acupuntura y la moxibustión son terapias milenarias que son muy eficaces para el tratamiento del dolor cervical.

Además de estos remedios naturales, hay varios cambios en el estilo de vida que pueden ayudar a prevenir el dolor de cuello. Mantener una buena postura, hidratarse y hacer ejercicio pueden ayudar a mantener el cuello y los hombros sanos y sin dolor. Evitar actividades que fuercen el cuello, como llevar bolsas pesadas o dormir sobre una almohada mal diseñada, también puede ayudar a prevenir la aparición del dolor de cuello.

6. Baños de Sales Epsom

Los baños de sales Epson son un remedio natural que puede ayudar a aliviar la cervicalgia, ya que las sales Epson son sulfato de magnesio, un mineral que tiene propiedades antiinflamatorias, relajantes y analgésicas. El magnesio también ayuda a regular el sistema nervioso y a prevenir los espasmos musculares.

Llene la bañera con agua agradablemente caliente.

Añada tres tazas de sales Epson al agua y disuélvalas bien.

Sumérjase en el baño durante unos 20 minutos, relajando el cuello y los hombros. Le recomiendo escuchar música relajante de 528 Hz.

Repita el baño de 2 a 3 veces por semana, según la intensidad del dolor.

Además del baño de sales Epson, se pueden añadir otros ingredientes naturales que potencien sus efectos, como aceites esenciales de lavanda, romero, menta o eucalipto, que tienen propiedades calmantes, antiinflamatorias y aromáticas.

Es importante recordar que, si experimenta dolor cervical persistente o severo que no se alivia con nada, debe buscar atención médica integrativa.

TENDINITIS

La tendinitis es la inflamación de un tendón. Suele ser muy dolorosa e incapacitante, llegando a ser motivo de baja laboral o dificultar en gran medida la actividad diaria del paciente.

Suele afectar con mayor frecuencia a las muñecas, los hombros, los codos, los talones y las rodillas que son las partes de nuestro cuerpo sometidas a más esfuerzo y movimiento. Al fin y al cabo, los tendones son las partes fibrosas que unen los músculos con los huesos y las que soportan todo el esfuerzo de cada movimiento que hacemos.

La tendinitis es una lesión que en la mayor parte de los casos viene ocasionada por un sobreesfuerzo, una sobrecarga o un traumatismo y suele darse con mucha más frecuencia conforme nos hacemos mayores y nuestros tendones pierden elasticidad.

Que provoca la tendinitis

- Traumatismos o golpes sobre el tendón
- Sobreesfuerzos
- Enfermedades reumáticas
- Algunas infecciones

- Enfermedades reumáticas
- La edad. Con el paso de los años los endones pierden su elasticidad
- Sobresfuerzo continuado. El trabajo continuo de una parte del cuerpo puede terminar provocando una tendinitis
- Golpes pequeños continuados sobre un tendón. Suelen producirse en puestos de trabajo o actividades no bien resueltas en los que el desarrollo de la tarea a realizar conlleva pequeños golpes sobre una parte del cuerpo que no son dolorosos por sí mismos pero que terminan provocando una lesión.

Síntomas de la tendinitis

Dolor e inflamación en alguna articulación, suele ser un dolor agudo muy molesto e incapacitante sobre todo al mover esa articulación, al intentar hacer un estiramiento o al someterla a esfuerzo.

Dolor continuo aun estando en reposo o durante la noche.

En ocasiones, este dolor puede llevarnos a pensar que padecemos un esguince o alguna fisura en el hueso

Como aliviar la tendinitis

En primer lugar, hay que hacer un diagnóstico de que nos está provocando las molestias y el dolor y lo mejor sin duda es acudir a nuestro médico quién mediante pruebas diagnósticas como radiografías, ecografías o incluso resonancia magnética podrá determinar exactamente que nos está afectando y así determinar el tratamiento más adecuado.

Lo habitual es que nuestro médico una vez esté seguro de que padecemos una tendinitis nos recete en primer lugar analgésicos para aliviar el dolor y antiinflamatorios no esteroideos (AINE) para rebajar la inflamación del tendón afectado. En casos graves puede recurrir a la cortisona inyectable para aliviar el dolor y reducir la inflamación.

También nos mandará reposo y algunas sesiones de fisioterapia para que la recuperación sea total y satisfactoria. La tendinitis tiende a complicarse y puede cronificarse si no es bien tratada desde un principio, de ahí la importancia de visitar al médico para tener un buen diagnóstico lo antes posible.

Como tratar la tendinitis de forma natural

Además de los medicamentos recetados por el

médico nosotros podemos ayudarnos con otros productos naturales con menos efectos secundarios y contraindicaciones que los fármacos. Por ejemplo, los antiinflamatorios no esteroideos tomados durante mucho tiempo pueden causar enfermedades renal, hepática o cardiaca.

Alcohol de romero

El romero es un potente antiinflamatorio, antiséptico y antirreumático totalmente natural con el que podemos hacer nosotros mismos un tónico que nos ayudará con la tendinitis, dolores musculares, pequeños golpes …

Para hacerlo solo tenemos que poner en una botella de cristal oscuro y con cierre hermético unos 25 o 30 gramos de romero en 250 centímetros cúbicos de alcohol etílico. Lo dejamos reposar durante una semana y ya tenemos un magnífico tónico que nos ayudará en muchas ocasiones, solo hay que dar un suave masaje son este tónico en la zona dolorida para comprobar sus efectos.

Aloe Vera

El Aloe Vera es una planta con propiedades regenerativas fabulosas, de hecho, cada vez se le encuentran más aplicaciones, entre estas se encuentran su poder antiinflamatorio y es muy fácil preparar nuestra propia pomada de Aloe Vera.

Tome dos o tres hojas de Aloe Vera, quíteles la parte exterior, elimine la parte de color amarillento y mezcle la parte gelatinosa con medio vaso de agua caliente y bata todo hasta conseguir una papilla. Para aplicarse esta pomada pon una pequeña cantidad en una compresa y póngala en la zona que desee durante 20 o 30 minutos.

Baños con Sales Epsom y masajes con aceite de magnesio

Los baños de sales de magnesio son una forma natural y relajante de aliviar los dolores musculares causados por la tendinitis. El magnesio es un mineral que ayuda a relajar los músculos, mejorar la circulación sanguínea y reducir la inflamación. Las sales de magnesio se pueden encontrar en forma de sulfato de magnesio o sales Epsom, que se disuelven fácilmente en el agua y se absorben por la piel.

El aceite de magnesio es un producto natural que contiene cloruro de magnesio, un mineral que ayuda a relajar los músculos, mejorar la circulación sanguínea y reducir la rigidez. El aceite de magnesio se puede aplicar directamente sobre la zona dolorida con masajes circulares, o se puede usar con una compresa fría o caliente para potenciar sus efectos.

Frío

Un remedio de acción rápida, aunque poco duradera es aplicar frío en la zona a tratar para bajar la inflamación.

Tome una bolsa de hielo y póngala sobre la zona dolorida, no olvide poner un paño o una toalla entre la piel y el hielo para evitar quemaduras. Esto bajará de un modo rápido la inflamación y aliviará el dolor.

Equinácea

La equinácea tiene efecto antiinflamatorio y puede tomarla en infusión para aliviar las molestias de la inflamación producida por la tendinitis.

Reposo

Es lo primero que nos va a recomendar nuestro médico y en algunos casos incluso inmovilizará la zona que presenta la tendinitis, puede ser con una férula o mediante una escayola. De este modo se garantiza una mejor recuperación al no tener movimiento.

Fisioterapia

La fisioterapia es otra magnífica forma de recuperarnos de una tendinitis. El fisioterapeuta tiene una buena variedad de métodos para aliviar el dolor. Lámparas de calor infrarrojo, acupuntura, electroestimulación, masajes, ejercicios …

Aunque el médico no nos haya recomendado un fisioterapeuta, sería muy buena idea ir a uno por nuestra cuenta y mostrarle tanto el diagnóstico de nuestro doctor como las pruebas de imagen que nos hayan realizado. Los resultados suelen ser sorprendentes.

Alimentación

Una buena alimentación es la base de una buena salud y nos ayuda a envejecer en un buen estado de forma. Procure llevar una dieta sana y equilibrada con un alto contenido de vegetales y cuide que sea rica en magnesio y silicio, dos minerales de efectos probados para mantener y recuperar la elasticidad de músculos y tendones. Puede encontrar magnesio y silicio en las almendras, la lechuga, las espinacas, los espárragos, la soja y por regla general en todos los vegetales de color verde o tomar suplementos, esto es muy recomendable pues los suelos de cultivo cada vez son más pobres y contienen menos minerales.

Otros suplementos que pueden ayudarnos

El magnesio, que es un mineral esencial para el funcionamiento muscular y nervioso. El magnesio ayuda a relajar los músculos, prevenir los calambres, mejorar la circulación y reducir la inflamación. Se puede tomar en forma de comprimidos, polvo o aceite.

La vitamina C, que es un potente antioxidante que protege a las células del daño oxidativo. La vitamina C también estimula la producción de colágeno, favorece la cicatrización y refuerza el sistema inmunitario. Se puede obtener de alimentos como las frutas cítricas, el kiwi, el pimiento o el brócoli, o tomar en forma de suplemento.

Los aminoácidos glicina y prolina, que son los componentes básicos del colágeno. Estos aminoácidos ayudan a reparar el tejido tendinoso, aumentar su fuerza y prevenir su degeneración. Se pueden encontrar en alimentos como la gelatina, el caldo de huesos, los huevos o la carne, o tomar en forma de suplemento.

Otras terapias que pueden ayudarnos con la tendinitis

Algunos remedios de la Medicina China para la tendinitis:

- La acupuntura, que consiste en la inserción de agujas finas en puntos específicos del cuerpo para restaurar la circulación de energía y sangre en la zona afectada, aliviar el dolor y favorecer la recuperación del tejido.

- La moxibustión, que es la aplicación de calor mediante la combustión de una hierba llamada artemisa sobre los puntos de acupuntura, para eliminar el frío, el viento y la humedad que pueden causar la inflamación del tendón.

- Las ventosas, que son unos recipientes que se adhieren a la piel mediante succión, para estimular el flujo de sangre y eliminar las toxinas que pueden obstruir los meridianos.

- La auriculoterapia, que es la estimulación de puntos reflejos en la oreja que se corresponden con diferentes partes del cuerpo, para regular el funcionamiento de los órganos y equilibrar el sistema nervioso.

- El tuina o masaje chino, que es una técnica manual que combina presiones, fricciones, estiramientos y manipulaciones sobre los músculos, los tendones y las articulaciones, para relajar la tensión, mejorar la movilidad y armonizar el qi y el xue.

- El Gua Sha, que es un raspado de la piel con un instrumento de forma redondeada, para liberar el calor, el viento y la humedad que pueden provocar la tendinitis.

- Las plantas medicinales, que se pueden tomar en forma de infusión, decocción, tintura o crema, para reducir la inflamación, el dolor y la rigidez del tendón. Algunas de las plantas más utilizadas son el árnica, el ajenjo, el jengibre, la cúrcuma y la harpagofito. Se pueden tomar en forma de infusión, decocción, tintura o crema.

Ayurveda

Los remedios del ayurveda para la tendinitis son variados y se basan en el equilibrio de los doshas, las energías vitales que rigen nuestro cuerpo y mente. Según el ayurveda, la tendinitis se produce por un desequilibrio entre los doshas, especialmente entre Vata y Pitta, que pueden causar sequedad, inflamación y dolor en los tendones. Algunos de los remedios del ayurveda para la tendinitis son:

- Los aceites medicinales y los masajes: Los masajes con aceites medicinales específicos son una parte integral del tratamiento ayurvédico. Los terapeutas utilizan movimientos suaves y terapéuticos para estimular la circulación y reducir la inflamación en la zona afectada. Aceites como el aceite de sésamo o el aceite de ricino pueden ser especialmente beneficiosos para la tendinitis

- Las compresas calientes: Las compresas calientes con hierbas ayurvédicas pueden ayudar a aliviar el dolor y la inflamación. Algunas de las hierbas más usadas son el jengibre, la cúrcuma, el aloe vera y el romero.

- La dieta: La dieta es un factor clave para prevenir y tratar la tendinitis. El ayurveda recomienda seguir una dieta equilibrada, variada y adaptada a las necesidades de cada persona. Se debe evitar el consumo excesivo de alimentos secos, fríos, picantes o procesados, que pueden aumentar Vata o Pitta. Se debe preferir el consumo de alimentos frescos, cocidos, dulces o fermentados, que pueden equilibrar los doshas.

- Los baños: Los baños son otra forma de aliviar los síntomas de la tendinitis. Se puede usar agua tibia con sal marina o vinagre de manzana para favorecer la desinflamación y la relajación muscular. También se puede añadir algunas hierbas como el tomillo, el orégano o la lavanda para potenciar sus efectos.

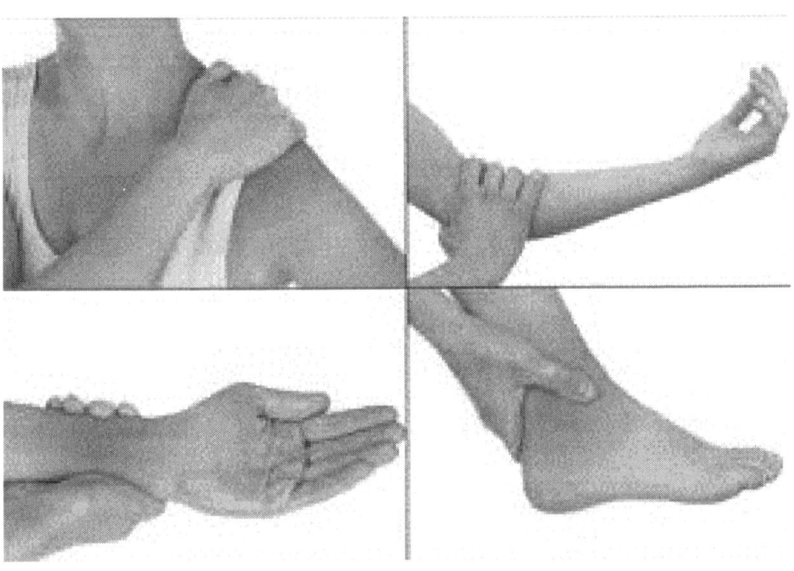

Lesiones tendinosas

DOLOR DE ESPALDA – DORSALGIA

El dolor de espalda es un problema muy común y se considera la segunda causa de la baja por enfermedad en el lugar de trabajo. Según algunos datos médicos, entre 80% a 90% de las personas sufren al menos una vez de dolor de espalda. Las causas pueden variar, pero en la mayoría de los casos son producidos motivos laborales (una lesión, un esfuerzo prolongado, cargar con demasiado peso durante largos periodos...) De hecho, existen diferentes trabajos que requieren esfuerzo físico excesivo y movimientos que aumentan el riesgo de padecer este dolor. Por otro lado, hay trabajos como los de la oficina que causan el dolor de espalda como resultado de una mala postura o debido al hecho de permanecer sentado durante mucho tiempo en la misma posición.

¿Qué podemos hacer para evitar sufrir de dolor de espalda o mitigarlo en lo posible?

- Evitar levantar objetos pesados

Cargar la espalda excesivamente es una causa importante de dolor en la espalda. Uno de los problemas más comunes es el excesivo peso que llevan los peques al cole, es brutal el daño a largo plazo y es algo que denunciamos a menudo para evitar el dolor de espalda en un futuro.

- Ejercicios para tonificar

El deporte y la actividad física son esenciales para fortalecer y tonificar los músculos, lo que reduce el riesgo de padecer dolor de espalda. Se recomiendan deportes como la natación, pilates o yoga para aquellos que sufren de dolor de espalda.

No se recomiendan deportes de alto impacto como atletismo, baloncesto, danza etc.

- Corregir la postura

Para tomar una buena postura al sentarse, es importante concentrar la fuerza en la espalda baja y mantener la columna recta. Cuando usted está de pie o caminando, la espalda debe estar recta y se debe evitar la denominada joroba. Si debe doblarse para recoger algo, los médicos aconsejan flexionar las rodillas y no la columna vertebral para evitar daños.

- Elegir un colchón adecuado

No son nada recomendables los colchones demasiado duros o blandos porque el dolor de espalda se produce con más frecuencia y, por lo tanto, puede interrumpir el sueño.

Es importante elegir un buen colchón, en un término medio entre la versión dura y la versión blanda.

- Seguir un estilo de vida saludable

Fumar puede causar tos recurrente que podría implicar el disco lumbar por lo que se recomienda dejar de fumar cuanto antes

El dolor de espalda aumenta cuando se tiene sobrepeso, porque eso implica más presión y tensión en la espalda.

También es importante mantener un equilibrio emocional, ya que la depresión y el estrés están relacionados con los problemas y las tensiones en la espalda. Practicar Mindfulness, relajación, yoga... nos ayudaría a relajar tensiones y disfrutar de una vida con mayor armonía.

- Dormir boca abajo, hacia arriba o de lado

La postura que tomamos cuando dormimos es muy

importante para prevenir el dolor de espalda. Teniendo en cuenta que nuestro cuerpo descansa 6 a 8 horas mientras dormimos. Dormir boca abajo no es recomendable, ya que puede alterar la curvatura normal de la columna vertebral y el cuello, ya que obliga a mantenerse hacia uno de los dos lados, lo que crea problemas en la columna vertebral. Es recomendable dormir de lado y en posición fetal.

- Evitar el estrés

El estrés es una causa común de dolor de espalda, las presiones laborales o familiares pueden agravar el dolor. Para evitar este problema, debemos hacer pausas y respirar profundamente, además de hacer ejercicios de relajación al menos dos veces al día.

Remedios naturales para el dolor de espalda

- **Quiropráctica.**

Es uno de los remedios naturales más conocidos para el dolor de espalda. Esta forma de medicina alternativa consiste en la manipulación de la columna vertebral para mejorar la alineación y reducir el dolor. La atención quiropráctica también puede ayudar a aumentar la amplitud de movimiento y reducir la inflamación.

- **Acupuntura.**

Otro de los remedios naturales más utilizados para el dolor de espalda. Esta antigua práctica china consiste en la inserción de finas agujas en puntos específicos del cuerpo para favorecer la curación y reducir el dolor. Se ha demostrado que la acupuntura es eficaz para tratar el dolor de espalda crónico y mejorar la calidad de vida.

- **Masoterapia.**

También es un remedio natural muy popular para el dolor de espalda. Esta forma de terapia consiste en manipular los tejidos blandos para aliviar la tensión y reducir el dolor. La terapia de masaje también puede ayudar a promover la relajación y reducir el estrés, que son factores importantes en el manejo del dolor crónico.

- **Yoga y estiramientos**.

Son remedios naturales muy eficaces contra el dolor de espalda. Estas prácticas ayudan a mejorar la flexibilidad, aumentar la amplitud de movimiento y promover la relajación. El yoga y los estiramientos también pueden ayudar a mejorar la postura, lo cual es importante para prevenir futuros dolores de espalda.

- **Natación.**

La natación es uno de los mejores ejercicios para el dolor de espalda, fortalecer la zona dorsal y lumbar hace que la musculatura de la espalda colabore en aliviar a los discos intervertebrales de mucho trabajo y esfuerzo evitando desgastes y pinzamientos.

- **Magnesio.**

El magnesio es un mineral que tiene muchas funciones en el organismo, entre ellas, participar en la formación de los huesos, los músculos y los nervios. El magnesio puede ayudar a aliviar el dolor de espalda al reducir la inflamación, relajar los músculos, mejorar la circulación y acelerar la recuperación de las lesiones. Tomar suplementos de magnesio de calidad y darse masajes con aceite de magnesio ayudaría mucho, les recomiendo acceder al blog **www.karimanesr.com** y consultar el artículo: **Todo sobre el magnesio.**

- **Árnica.**

La árnica es una planta muy apreciada por sus propiedades analgésicas y antiinflamatorias, muy utilizada contra el dolor en las articulaciones, dolor de cuello, artritis, artrosis, dolor de cuello, de espalda o ciática. La puede utilizar en forma de pomada o gel aplicándola sobre la zona a tratar.

- **Harpagofito o garra del diablo.**

Una planta muy utilizada en cápsulas o ungüento para combatir el dolor y reducir la inflamación.

*Tenga en cuenta que el harpagofito está contraindicado en casos de úlcera gástrica o gastroduodenal, puede ocasionar molestias gastrointestinales y está desaconsejado en caso de mujeres embarazadas o lactantes.

- **Romero.**

El romero es otra planta que además de un olor muy agradable tiene una gran eficacia a la hora de combatir el dolor. El mejor modo de utilizar el romero es hacer una decocción y aplicarla mediante paños en la parte afectada, aunque también puede encontrar alcohol de romero y aceite de romero para aplicarlos directamente.

- **Cúrcuma.**

La cúrcuma gracias a la curcumina es un magnífico analgésico natural.

> *Estudios científicos han confirmado que una cucharadita de polvo de cúrcuma, media cucharadita de jengibre con una pizca de pimienta negra molida es más efectiva frente al dolor crónico que la aspirina o el ibuprofeno.

- **Silicio orgánico.**

Un mineral que se encuentra en la naturaleza y que tiene muchas propiedades beneficiosas para la salud, entre ellas, mejorar la elasticidad de la piel, fortalecer las uñas y el cabello, prevenir el envejecimiento y reforzar el sistema inmunitario. El silicio orgánico también puede ayudar a aliviar el dolor de espalda, ya que favorece la síntesis del colágeno y de la elastina, que son los componentes principales de los tejidos conectivos de las articulaciones, los tendones y los cartílagos. De este modo, el silicio orgánico puede contribuir a regenerar el cartílago, a flexibilizar los tendones y a reducir la inflamación y el desgaste articular. Además, el silicio orgánico puede mejorar la asimilación de otros minerales como el calcio, el magnesio o el fósforo, que son esenciales para la salud ósea y muscular.

- **Luz roja.**

Una terapia que utiliza longitudes de onda de luz roja o infrarroja para estimular la curación y el alivio del dolor en los tejidos del cuerpo. La luz roja puede penetrar en la piel y activar las células, aumentando el flujo sanguíneo, la producción de colágeno y la liberación de endorfinas. La luz roja puede ayudar a aliviar el dolor de espalda al reducir la inflamación, relajar los músculos, mejorar la movilidad y acelerar la recuperación de las lesiones.

*La terapia de luz roja se puede aplicar mediante dispositivos portátiles, lámparas, paneles o camas de bronceado adaptadas. La duración y la frecuencia del tratamiento dependen de la intensidad de la luz, el área a tratar y la gravedad del dolor. Por lo general, se recomienda realizar sesiones de 10 a 20 minutos, varias veces por semana, durante al menos un mes. La terapia de luz roja es segura y no tiene efectos secundarios graves, siempre que se sigan las instrucciones del fabricante y se protejan los ojos de la exposición directa.

Adaptógenos que nos pueden ayudar con el dolor de espalda

El ginseng: es una raíz que tiene efectos estimulantes, antioxidantes y antiinflamatorios. Ayuda a mejorar la resistencia física y mental, y a prevenir el daño celular causado por el estrés. Se puede tomar en forma de té, cápsulas o extracto.

La Rhodiola: es una planta que tiene efectos antidepresivos, adaptógenos y analgésicos. Ayuda a mejorar el estado de ánimo, la memoria y la atención, y a aliviar el dolor muscular y articular. Se puede tomar en forma de cápsulas o extracto.

La Ashwagandha: es una hierba que tiene efectos sedantes, antiinflamatorios y regeneradores. Ayuda a reducir el estrés, la ansiedad y la depresión, y a fortalecer el sistema inmunitario y el sistema nervioso. Se puede tomar en forma de polvo, cápsulas o extracto.

La esquisandra: es una fruta que tiene efectos antioxidantes, antiespasmódicos y hepatoprotectores.

Ayuda a proteger el hígado, a regular el azúcar en la sangre y a relajar los músculos tensos. Se puede tomar en forma de té, cápsulas o extracto.

Por último, los cambios en la dieta también pueden ser eficaces para controlar el dolor de espalda. Ciertos alimentos, como los ricos en propiedades antiinflamatorias, pueden ayudar a reducir la inflamación y aliviar el dolor.

Algunos ejemplos de alimentos con propiedades antiinflamatorias:

Las frutas, especialmente las bayas, las cerezas, los cítricos, las granadas y las manzanas. Estas frutas contienen antioxidantes, vitaminas y fibra, que ayudan a combatir los radicales libres y a regular el azúcar en la sangre.

Las verduras, especialmente las de hoja verde, el brócoli, el tomate, la remolacha y el pimiento. Estas verduras aportan minerales, vitaminas, fibra y fitoquímicos, que tienen efectos antiinflamatorios y anticancerígenos.

El pescado graso, como el salmón, el atún, la caballa y las sardinas. Estos pescados son ricos en omega-3, un tipo de grasa esencial que reduce la inflamación mejora la salud cardiovascular y cerebral, y previene la depresión.

Los cereales integrales ecológicos, como el arroz, el mijo el trigo sarraceno y la quinoa. Estos cereales proporcionan carbohidratos complejos, fibra, vitaminas y minerales, que ayudan a controlar el apetito, el colesterol y la presión arterial.

Los frutos secos, como las almendras, las nueces, los pistachos y las avellanas. Estos frutos secos contienen grasas saludables, proteínas, fibra, antioxidantes y minerales, que mejoran la salud cardiovascular, ósea y cognitiva.

Las especias, como el jengibre, la cúrcuma, el ajo, la canela y el orégano. Estas especias tienen propiedades antibacterianas, antivirales, antifúngicas y antiinflamatorias, que ayudan a combatir las infecciones, el dolor y la inflamación.

Es muy importante reducir el estrés y mantenerse hidratado para favorecer la curación y reducir las molestias y el dolor.

DOLOR DE OÍDO

El dolor de oídos puede estar causado por diversos factores como:

- **Infecciones de oído:** Tanto la otitis media (infección del oído medio) como la otitis externa (infección del conducto auditivo externo) pueden causar dolor de oído.

- **Acumulación de cerumen:** El exceso de cerumen en el oído puede causar presión e incomodidad, lo que a su vez puede provocar dolor.

- **Cambios en la presión:** Los cambios bruscos de presión, como los que ocurren al volar en avión o bucear, pueden causar dolor de oído.

- **Lesiones:** Las lesiones en el oído, como las causadas por un objeto clavado en el oído o un agujero en el tímpano, pueden causar dolor.

- **Dolor referido:** El dolor que se origina en otra parte del cuerpo, como la mandíbula, los dientes o la garganta, a menudo se percibe como dolor de oído. Esto se conoce como dolor referido.

Remedios naturales que pueden ayudar a aliviar el dolor de oído.

1. Uno de los remedios naturales más eficaces para el dolor de oído son las compresas calientes. Aplicar una compresa caliente en el oído afectado puede ayudar a reducir la inflamación y aliviar el dolor. Basta con empapar un paño limpio en agua caliente, escurrirlo y colocarlo sobre el oído afectado durante 10-15 minutos. Puede repetir esta operación varias veces al día hasta que el dolor desaparezca.
2. Otro gran remedio natural para el dolor de oído es el aceite de ajo. El ajo tiene propiedades antibacterianas naturales que pueden ayudar a combatir las infecciones que causan dolor de oído. Para hacer aceite de ajo, machaque unos dientes de ajo y mézclelos con aceite de oliva. Caliente un poco la mezcla, cuélela y deje reposar unos minutos antes de utilizar. Ponga unas gotas del aceite en el oído afectado.

Consumir ajo crudo machacado y mezclado con un poco de miel cruda también ayuda a fortalecer el sistema inmune, si puede tenerlo en la boca durante al menos 1 minuto antes de tragar puede aliviar el dolor, se le puede añadir 2 o 3 clavos machacados para potenciar los resultados.

3. Tomar infusiones de manzanilla orgánica, tiene efectos antiespasmódicos, sedantes y relajantes. Ayuda a reducir los espasmos musculares que pueden causar el dolor de oído y a relajar el sistema nervioso. Se puede tomar en forma de infusión o mojar un algodón y ponértelo durante 5 minutos en el oído. Podemos añadirle 3 clavos machacados para potenciar sus beneficios.
4. Es muy recomendable usar un spray nasal de agua salina para descongestionar las vías respiratorias y facilitar el drenaje del oído medio.

   Incline la cabeza hacia un lado sobre un lavabo o una ducha. Cierre una de las fosas nasales con los dedos de su mano libre. Introduzca la boquilla del spray en la otra fosa nasal con la boquilla apuntando hacia la parte posterior de la nariz. Apriete el spray suavemente mientras respira por la boca. La solución salina debe entrar por una fosa nasal y salir por la otra, arrastrando el moco y las impurezas. Puede ajustar la inclinación de la cabeza para evitar que la solución salina se dirija a su garganta o a sus oídos.

5. La fitoterapia nos aporta propiedades beneficiosas para la salud auditiva. Algunas plantas que pueden ayudar a tratar el dolor de oído son el jengibre, la cúrcuma, el ginseng, la salvia o el ajo.

Receta de infusión basada en la medicina china que puede ayudarle a aliviar el dolor de oído es la de jengibre y cúrcuma. Estas dos plantas tienen propiedades antiinflamatorias, antioxidantes y analgésicas, que ayudan a reducir la inflamación del oído interno y a mejorar la circulación sanguínea. Para preparar esta infusión, necesita los siguientes ingredientes:

Una raíz de jengibre fresca o una cucharadita de jengibre en polvo

Una cucharadita de cúrcuma en polvo

Una pizca de pimienta negra

Hervimos el agua, añadimos la cúrcuma, el jengibre y la pimienta negra, tapamos durante 20 minutos y podemos endulzar con un poco de panela o miel cruda si la infusión está tibia, tomar 2 infusiones al día.

6. La acupuntura nos ayuda a restaurar el equilibrio energético y aliviar el dolor. La acupuntura puede aplicarse en el oído o en otras zonas relacionadas con el oído, como la frente, la nuca, el cuello o las manos.
7. Los aceites esenciales como el de árbol de té y el de lavanda también pueden ser eficaces para tratar el dolor de oído. Estos aceites tienen propiedades antiinflamatorias y analgésicas que pueden ayudar a reducir el dolor y la inflamación. Mezcle 2 gotas del aceite esencial (de calidad) con una cucharada de aceite portador, como aceite de coco o de oliva, y aplíquelo alrededor de la oreja y en el cuello con un suave masaje.
8. La homeopatía consiste en administrar dosis mínimas de sustancias naturales que estimulan la capacidad de autocuración del organismo. Hay varios remedios homeopáticos que pueden aliviar el dolor de oído, como la belladona, la ferrum phosphoricum, la pulsatilla o la hepar sulfur, el tratamiento debe ser personalizado y pautado por su médico integrativo o naturópata.

Manténgase hidratado, la deshidratación puede hacer que las membranas mucosas se sequen, provocando dolor de oído. Beber mucha agua y otros líquidos como infusiones /caldos mantiene las membranas mucosas hidratadas y ayuda a prevenir el dolor de oído.

Si el dolor de oído persiste o va acompañado de otros síntomas como fiebre o pérdida de audición, es importante buscar atención médica.

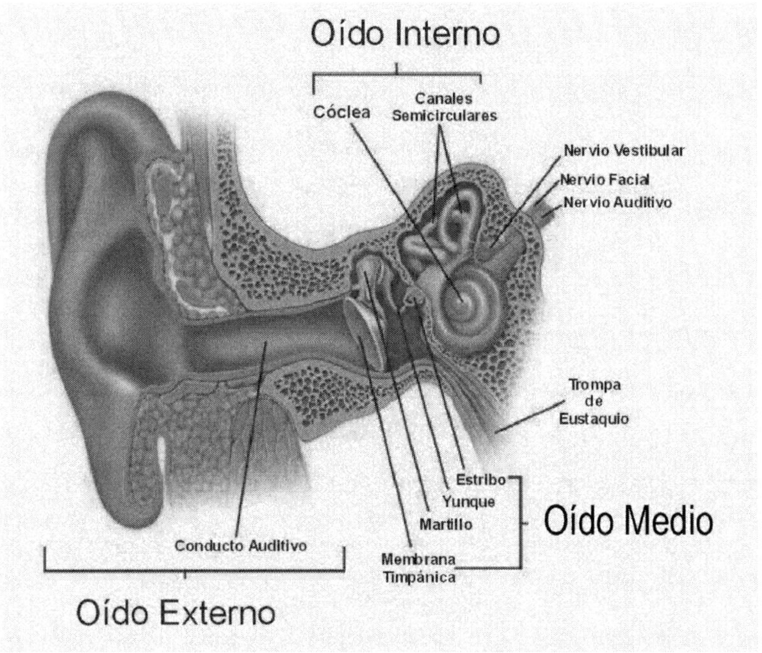

Oído humano

DOLOR DE BARRIGA O ABDOMINAL

Existen varios tipos de dolor abdominal, que pueden variar según su localización, duración y naturaleza del dolor.

- Dolor generalizado: Se siente en más de la mitad del abdomen y es más típico de un virus estomacal, indigestión o gases. Si el dolor se intensifica, puede ser causado por un bloqueo de los intestinos.
- Dolor localizado: Se presenta en una sola zona del abdomen y es más probable que sea un signo de un problema en un órgano específico, como el estómago, el hígado, el páncreas o la vesícula biliar.
- Dolor tipo calambre: Este dolor no suele ser grave y es más probable que se deba a gases y distensión. A menudo va seguido de diarrea.
- Dolor tipo cólico: Viene en oleadas, comienza y termina inesperadamente, y es frecuentemente intenso. Los cálculos

renales y biliares son causas comunes de este tipo de dolor.

- Dolor quemante: Puede ser debido a gastritis, una úlcera o el reflujo

Además, el dolor abdominal puede ser agudo o crónico y su carácter puede ser punzante, lacerante, sordo, opresivo o cólico.

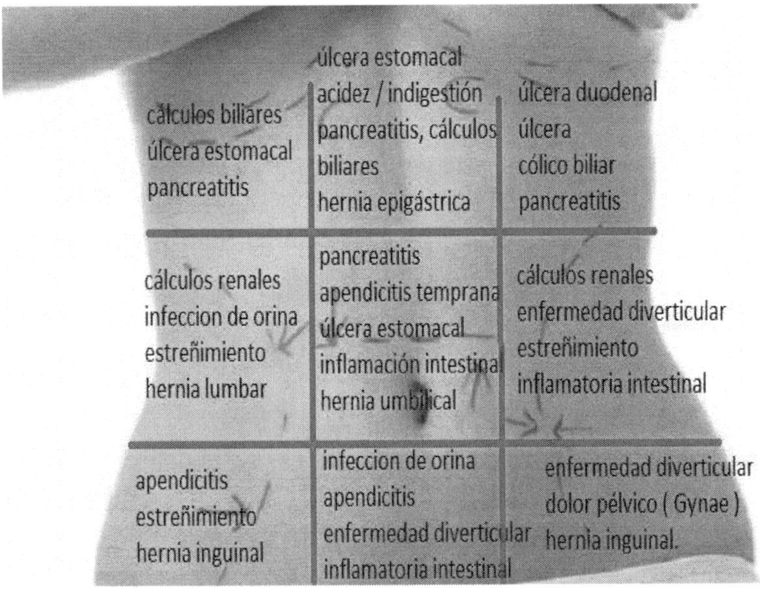

Causas de dolor abdominal

• Problemas digestivos: Estreñimiento, síndrome del intestino irritable, alergias o intolerancia a medicamentos (como la intolerancia a la lactosa), intoxicación alimentaria y gastroenteritis viral.

También pueden incluir enfermedades potencialmente más graves como la enfermedad de la vesícula biliar, obstrucción intestinal y pancreatitis.

• Inflamación o infección: Puede ser por apendicitis, gastritis, hepatitis, infecciones renales y neumonía.

• Problemas con órganos específicos: Problemas con el estómago, el hígado, el páncreas, la vesícula biliar, los riñones, el apéndice, el bazo y los intestinos.

• Cálculos: Los cálculos renales y biliares pueden causar un tipo de dolor abdominal que viene en oleadas y es frecuentemente intenso.

• Condiciones ginecológicas: En las mujeres, el dolor abdominal puede ser causado por condiciones como la endometriosis y problemas con los órganos reproductivos, como quistes ováricos, fibromas uterinos u obstrucción de las trompas de Falopio.

• Condiciones mctabólicas y endocrinas: Algunas condiciones metabólicas y endocrinas, como la cetoacidosis diabética y la porfiria, también pueden causar dolor abdominal.

La intensidad del dolor no siempre refleja la gravedad de la condición que lo causa, y puede acompañarse de otros síntomas como fiebre, vómitos, diarrea, hinchazón o sensibilidad en el abdomen.

Remedios para el dolor abdominal

- El jengibre es uno de los remedios naturales más eficaces para el dolor de barriga. El jengibre tiene propiedades antiinflamatorias que ayudan a calmar el sistema digestivo y aliviar el dolor de estómago. Puede consumirse crudo masticando un trocito, rallado en su ensalada o en infusión.

- La infusión con flores de manzanilla es otro remedio popular para el dolor de barriga. Tiene un efecto calmante sobre los músculos del estómago y puede ayudar a reducir la inflamación.

- La menta también es conocida por su capacidad para aliviar las molestias estomacales. Puede consumirse en forma de té o añadirse a las comidas como condimento. El aceite esencial de menta también puede aplicarse tópicamente sobre el estómago para aliviar el dolor. Ponga 3 o 4 gotas de aceite esencial de menta en una cucharada de aceite de coco y dese un masaje.
- Las semillas de hinojo se utilizan desde hace siglos para facilitar la digestión y eliminar la hinchazón. Pueden consumirse directamente o añadirse al té.
- El vinagre de sidra de manzana sin pasteurizar es otro remedio natural eficaz contra los dolores de estómago. Ayuda a equilibrar los niveles de pH en el estómago y facilita la digestión. Puede consumirse añadiendo una cucharada sopera a un vaso de agua o utilizarse como aliño de ensaladas.

- También se sabe que el zumo de aloe vera tiene un efecto calmante sobre los músculos del estómago y puede ayudar a reducir la inflamación.

- Alimentos como plátanos, arroz, compota de manzana casera (manzanas orgánicas con piel), albahaca, el comino y la canela son de gran ayuda para aliviar el dolor abdominal causado por la náusea o la diarrea. Estos alimentos son bajos en fibra y altos en aglutinantes que ayudan a calmar el estómago.
- El yogur natural es un alimento fermentado que contiene prebióticos saludables que pueden ayudar a reducir los problemas estomacales.
- Realizar un masaje en la zona del abdomen con aceite de ricino agradablemente caliente ayuda a relajar los músculos y aliviar la tensión en el estómago. Podemos poner una gasa empapada con aceite de ricino en la zona y cubrir con una toalla, dejarlo un par de horas y potenciar los beneficios con una manta térmica o bolsa de agua caliente.

* Este remedio lo aplicaría durante semanas, incluso cuando el dolor haya desaparecido continuaría con los masajes, tienen innumerables beneficios.

- Aplicar una bolsa de agua tibia en la zona del abdomen alivia el dolor abdominal.

Además de estos remedios naturales, es importante mantenerse hidratado y seguir una dieta sana para prevenir los dolores de barriga. Evitar los alimentos grasos o picantes, la cafeína y el alcohol también puede ayudar a prevenir las molestias estomacales. Sin embargo, si el dolor persiste o va acompañado de otros síntomas como vómitos o fiebre, es importante buscar atención médica integrativa.

Remedio natural para aliviar el dolor de barriga

Ingredientes:

- 1 cucharadita de jengibre fresco picado
- 1 taza de agua caliente
- 1 cucharadita de miel
- 1 limón recién exprimido

Preparación:

1. En una taza, combine el jengibre fresco picado con el agua caliente. Deje que se infusione durante 5 minutos.

2. Agregue la miel y el jugo de limón a la taza. Mezcle bien.

3. Beba la mezcla caliente dos veces al día, antes de las comidas.

Beneficios:

- El jengibre fresco es un antiinflamatorio natural que ayuda a reducir el dolor y la inflamación en el estómago.

- La miel es un antibiótico natural que ayuda a curar las heridas y a reducir la inflamación.

- El jugo de limón es un antioxidante natural que ayuda a neutralizar los ácidos estomacales y a reducir la inflamación.

DIARREA

Aunque en la mayoría de las ocasiones suele ser una afección temporal, la diarrea puede ser muy incómoda y causar deshidratación si no se trata.

Causas

- Las causas de la diarrea pueden ser tan variadas como: Infecciones virales (gripe, el norovirus o rotavirus que además es la causa más común de diarrea aguda en niños).
- Bacterianas o parasitarias (en ocasiones el agua o los alimentos están contaminados por pequeños organismos).
- Efectos secundarios de medicamentos.
- Intolerancias alimentarias.
- Enfermedades inflamatorias del intestino.
- Trastornos funcionales.
- Estrés, ansiedad y situaciones estresantes.

La diarrea del viajero, por ejemplo, es causada por consumir alimentos o agua contaminada por bacterias, virus o parásitos.

Cuando la diarrea es crónica puede ser un síntoma de una enfermedad crónica como:

- Enfermedad inflamatoria intestinal, como la enfermedad de Crohn y la colitis ulcerosa.
- Síndrome del intestino irritable.
- Enfermedad celíaca.
- Intolerancias alimentarias, como la intolerancia a la lactosa o al gluten.
- Diabetes.
- Hipertiroidismo.
- Cáncer colorrectal.
- Enfermedades autoinmunes, como el lupus eritematoso sistémico.
- Infecciones crónicas, como la infección por VIH.
- Trastornos neurológicos, como la enfermedad de Parkinson.

Las infecciones en el tubo digestivo que se propagan a través de los alimentos o bebidas se conocen como intoxicación alimentaria. Las infecciones que duran entre 2 y 4 semanas pueden causar diarrea persistente.

Hay alimentos que pueden causar diarrea:

- Alimentos fritos, grasosos y grasientos, ya que los alimentos con alto contenido de grasas saturadas y trans pueden causar diarrea o empeorar los síntomas.

- Bebidas alcohólicas.

- Alimentos picantes.

- Exceso de frutas y verduras.

- Productos lácteos.

- Café y té.

- Edulcorantes artificiales.

- Exceso de ciertas frutas o verduras, como ciruelas, kiwi, brócoli o col.

- Alimentos ricos en fructosa, como zumo de manzana, zumo de pera, uvas, miel, dátiles, nueces, higos, bebidas con gas, ciruelas pasas, gofres y jarabe de arce.

- Alimentos que aportan lactosa, como leche, helado y queso blando.

- Alimentos ricos en grasas, que generalmente se encuentran en los fritos y procesados.

Algunos medicamentos que pueden causar diarrea como efecto secundario:

- Antibióticos: Pueden alterar la flora intestinal normal, lo que puede resultar en diarrea.

- Antiinflamatorios no esteroides (AINES): Como el ibuprofeno y el naproxeno, pueden irritar el revestimiento del estómago y causar diarrea.

- Inhibidores de la bomba de protones (IBP): Utilizados para tratar la acidez estomacal y las úlceras gástricas, como el omeprazol, esomeprazol, lansoprazol, rabeprazol y pantoprazol.

- Medicamentos quimioterapéuticos empleados para tratar el cáncer.

- Medicamentos que inhiben el sistema inmunológico, como el micofenolato.

- Laxantes: Aunque están destinados a tratar el estreñimiento, el uso excesivo de laxantes puede causar diarrea.

Como tratar la diarrea

Si no se trata, la diarrea puede causar deshidratación, para evitarla, debe beber mucha agua, un caldo de huesos, pollo o verduras claro o agua de coco, esto le ayudará a reponer los líquidos y electrolitos perdidos. También le recomiendo evitar la cafeína, el alcohol y las bebidas azucaradas que pueden empeorar los síntomas de la diarrea.

Remedios

Hay 2 remedios infalibles que usamos en casa:

1. **Compota de manzana ecológica**

Solo necesitamos manzanas troceadas con piel, un poquito de agua y cocinarlas hasta que estén tiernas, se puede consumir caliente o frío, calma las mucosas gástricas y ayuda a recuperarse mucho antes.

2. **Agua de coco natural**

Consuma probióticos. Los probióticos son bacterias beneficiosas que pueden ayudar a regular el sistema digestivo y mejorar la salud intestinal. Alimentos como el yogur, el kéfir y el chucrut son ricos en probióticos y pueden ayudar a restablecer el equilibrio de bacterias buenas en el intestino.

Además de los probióticos, ciertos alimentos pueden ayudar a aliviar los síntomas de la diarrea. Los plátanos, el arroz y la compota de manzana son alimentos fáciles de digerir que pueden ayudar a aliviar la diarrea y aportar los nutrientes necesarios. Otros alimentos como el jengibre, el té de manzanilla y la menta también pueden ayudar a reducir la inflamación y calmar el sistema digestivo.

Algunas hierbas medicinales también pueden aliviar los síntomas de la diarrea.

- El sello dorado tiene propiedades antibacterianas y puede ayudar a combatir las infecciones que pueden causar diarrea.

- La raíz de zarzamora y el olmo resbaladizo pueden ayudar a calmar el sistema digestivo y reducir la inflamación.

Asegúrese antes de tomar cualquier remedio a base de plantas, ya que algunas pueden interactuar con fármacos que ya esté tomando o causar efectos secundarios.

Si los síntomas persisten durante más de unos días o si hay signos de deshidratación puede requerir tratamiento médico o medicación para resolver la causa subyacente.

ESTREÑIMIENTO

El estreñimiento es un problema digestivo que se caracteriza por deposiciones poco frecuentes, menos de dos o tres evacuaciones intestinales por semana, heces duras, secas o grumosas, dificultad para evacuar, sensación de no haber expulsado todas las heces y malestar abdominal. Aunque existen laxantes de venta libre y medicamentos con receta para aliviar el estreñimiento, muchas personas prefieren utilizar remedios naturales para evitar efectos secundarios no deseados. Afortunadamente, existen varios remedios naturales que han demostrado su eficacia para aliviar el estreñimiento.

Remedios

Uno de los remedios naturales más conocidos para el estreñimiento es la fibra. La fibra se encuentra en frutas, verduras, cereales integrales y legumbres, y ayuda a aumentar el volumen de las heces, facilitando su evacuación.

Se recomienda que los adultos consuman entre 25 y 30 gramos de fibra al día. Algunas buenas fuentes de fibra son las manzanas, los plátanos, las peras, el brécol, las alubias, las lentejas y el pan integral.

Otro remedio eficaz contra el estreñimiento es beber mucha agua de calidad. La deshidratación puede contribuir al estreñimiento al hacer que las heces sean más duras y difíciles de expulsar. Se recomienda que los adultos beban al menos 8 vasos de agua al día. Además, beber líquidos calientes como té o agua tibia con limón puede ayudar a estimular los movimientos intestinales.

El ejercicio también es una forma natural de favorecer la regularidad intestinal. La actividad física ayuda a estimular los músculos del tracto digestivo, facilitando el movimiento de las heces a través de los intestinos. Incluso un simple paseo alrededor de la manzana puede ser suficiente para poner las cosas en movimiento.

Los probióticos también pueden ser útiles para aliviar el estreñimiento. Los probióticos son bacterias y levaduras vivas beneficiosas para la salud digestiva. Pueden encontrarse en alimentos fermentados como el yogur, el kéfir y el chucrut, o tomarse en forma de suplemento. Los probióticos promueven el crecimiento de bacterias intestinales sanas, que pueden ayudar a regular los movimientos intestinales.

Recetas muy efectivas para acabar con el estreñimiento

Ciruelas negras en agua: las ciruelas son frutas que contienen fibra soluble e insoluble, sorbitol y ácido dihidroxifenil isatina, que actúan como laxantes naturales. Para aprovechar sus beneficios, se recomienda remojar unas 5 ciruelas negras en un vaso de agua durante la noche y tomar el agua y las ciruelas en ayunas al día siguiente.

Tome una **manzana orgánica** con piel en la cena, cada día.

Semillas de lino: las semillas de lino son una fuente de fibra soluble, mucílagos y ácidos grasos omega 3, que ayudan a lubricar y ablandar las heces, facilitando su eliminación. Para consumirlas, se recomienda moler unas 2 cucharadas de semillas de lino y mezclarlas con un vaso de agua, zumo o yogur, y tomarlas por la mañana o por la noche.

Kuzu: el kuzu es una planta que se utiliza en la medicina tradicional china y japonesa para tratar diversos problemas digestivos, entre ellos el estreñimiento. El kuzu contiene almidón, flavonoides y saponinas, que tienen efectos antiinflamatorios, antiespasmódicos y laxantes. Para prepararlo, se recomienda disolver una cucharadita de kuzu en un vaso de agua fría y calentarla hasta que hierva, removiendo constantemente. Se puede añadir un poco de miel o limón para mejorar el sabor, y tomarlo una o dos veces al día.

Aloe vera: el aloe vera es una planta que tiene propiedades depurativas, hidratantes y laxantes, gracias a su contenido en antraquinonas, que estimulan el movimiento intestinal. Para usarlo, se recomienda extraer el gel de una hoja de aloe vera y licuarlo con un poco de agua. Se puede tomar una cucharada de este jugo en ayunas o antes de acostarse.

Kiwi: el kiwi contiene fibra, vitamina C, actinidina y otros compuestos que favorecen la digestión y el tránsito intestinal. Para consumirlo, se recomienda pelar y trocear uno o dos kiwis y comerlos en el desayuno o como merienda. También se puede licuar con un poco de agua y tomarlo como zumo.

Cloruro de magnesio: el cloruro de magnesio es una forma de magnesio que se puede tomar para aliviar el estreñimiento, ya que tiene un efecto laxante osmótico, que aumenta la cantidad de agua en el intestino y facilita el movimiento de las heces. El cloruro de magnesio se puede encontrar en comprimidos o en polvo, y se recomienda tomarlo en ayunas o antes de acostarse, según la dosis indicada por el fabricante o su médico.

Los masajes siempre ayudan

Los masajes con aceite de magnesio pueden ser una opción para aliviar el estreñimiento, ya que el magnesio tiene un efecto laxante que ayuda a aumentar la cantidad de agua en el intestino y a facilitar el movimiento de las heces. Además, el aceite de magnesio ayuda a relajar los músculos del abdomen y a mejorar la circulación sanguínea en la zona.

Para hacer un masaje con aceite de magnesio para el estreñimiento:

Busque un lugar tranquilo.

Túmbese boca arriba con las piernas un poco flexionadas y el cuerpo relajado.

Aplique unas gotas de aceite de magnesio sobre el abdomen y extiéndalo con las manos.

Realice movimientos circulares con las manos en el sentido de las agujas del reloj, siguiendo el recorrido del intestino grueso.

Presione suavemente con las yemas de los dedos sobre los puntos de acupresión que se encuentran en el abdomen, como el ombligo.

Otros puntos de acupresión importantes:

El punto Ren 6 (Qihai): se encuentra en la línea media del abdomen, a unos 4 cm debajo del ombligo. Se usa para regular los dolores y ciclos menstruales, la digestión, la orina excesiva nocturna, el insomnio y la diarrea.

El punto Ren 12 (Zhongwan): se encuentra en la línea media del abdomen, a la mitad de la distancia entre el ombligo y el esternón. Se usa para tratar los problemas estomacales, como la gastritis, la úlcera, el reflujo, el estreñimiento y la indigestión.

El punto Ren 17 (Shanzhong): se encuentra en la línea media del pecho, a la altura del cuarto espacio intercostal. Se usa para mejorar la respiración, el asma, la tos, la ansiedad, la depresión y el dolor de pecho.

El punto St 25 (Tianshu): se encuentra a ambos lados del ombligo, a una distancia equivalente al ancho de dos dedos. Se usa para regular el intestino, el estreñimiento, la diarrea, la colitis, el síndrome del intestino irritable y los gases.

El punto St 36 (Zusanli): se encuentra en la pierna, debajo de la rodilla, entre los dos huesos de la parte inferior de la pierna. Está aproximadamente a 3 dedos por debajo de la rótula, en el lado exterior de la pierna. Se usa para aliviar el dolor, la inflamación, el estrés, la fatiga, las enfermedades digestivas y las patologías del sistema inmunológico.

Para estimular estos puntos, se recomienda aplicar presión con el dedo o con un objeto redondo, como una goma de borrar, durante unos minutos, varias veces al día. Se debe presionar con firmeza, pero sin causar dolor.

Repita el masaje una o dos veces al día, preferiblemente por las mañanas en ayunas o antes de acostarte.

* Pruebe siempre los aceites en una pequeña porción de piel, si el aceite de magnesio le causa alguna reacción alérgica, puede optar por usar aceite de ricino, aceite de coco o aceite de almendras.

La incorporación de estos remedios a su rutina diaria puede ayudar a promover movimientos intestinales regulares y aliviar el estreñimiento. Sin embargo, si el estreñimiento persiste o va acompañado de dolor abdominal intenso, es importante acudir a un médico integrativo.

BURSITIS

La bursitis es una afección dolorosa que se produce cuando se inflaman los pequeños sacos llenos de líquido llamados bursas, que amortiguan las articulaciones. Esto puede causar dolor, rigidez e hinchazón en la zona afectada, dificultando el movimiento o la realización de las tareas cotidianas.

Causas

1. Movimientos repetitivos: Actividades como lanzar una pelota de béisbol o levantar objetos por encima de la cabeza pueden presionar las bolsas sinoviales.

2. Presión prolongada: Apoyarse sobre los codos o arrodillarse durante mucho tiempo también puede contribuir a la bursitis.

3. Lesiones o traumatismos: Golpes o lesiones en la zona afectada.

4. Enfermedades inflamatorias: Artritis reumatoide, gota o infecciones.

Remedios naturales para la bursitis

Reposo: Es uno de los remedios naturales más eficaces para la bursitis. Dejar de realizar movimientos repetitivos o actividades extenuantes en la articulación afectada puede ayudar a reducir la inflamación y permitir que el cuerpo se cure.

Frío: Aplicar hielo en la zona afectada también puede ayudar a reducir la inflamación y el dolor, y es especialmente eficaz en las primeras 48 horas tras la aparición de los síntomas.

Calor: La terapia con calor, como una compresa caliente, o una lampara de luz infrarroja también puede ser útil para reducir el dolor y la rigidez.

Ejercicio: El ejercicio es otro remedio natural para la bursitis. Aunque pueda parecer contradictorio mover una articulación dolorida, los estiramientos suaves y los ejercicios de bajo impacto pueden ayudar a aumentar la flexibilidad y favorecer la curación. También el yoga y el tai chi son excelentes formas de ejercicio para las personas con bursitis, ya que se centran en movimientos suaves y pueden ayudar a reducir el estrés y la inflamación del cuerpo.

Vinagre de manzana: El vinagre de manzana tiene propiedades antiinflamatorias que pueden ayudar a reducir la inflamación y el dolor de la bursitis. Para utilizarlo, mezcle una cucharada de vinagre de manzana en un vaso de agua y beba esta mezcla dos veces al día (utilice una pajita para que el vinagre no ataque al esmalte de sus dientes).

Masajes con aceites esenciales: Los masajes con aceites esenciales son efectivos para reducir el dolor y la inflamación de la bursitis. Algunos aceites esenciales que se pueden utilizar para tratar la bursitis incluyen el aceite de lavanda, el aceite de menta y el aceite de eucalipto. Mezcle unas gotas de aceite esencial con un aceite portador, como el aceite de coco o el aceite de almendras, y masajee la zona afectada.

Jengibre: El jengibre tiene propiedades antiinflamatorias que ayudan a reducir la inflamación y el dolor de la bursitis. Para utilizarlo, mezcle una cucharadita de jengibre en polvo en un vaso de agua y beba esta mezcla dos veces al día.

Aceite de coco: El aceite de coco tiene propiedades antiinflamatorias y analgésicas para reducir el dolor y la inflamación de la bursitis. Aplique aceite de coco en la zona afectada y masajee suavemente. Luego, cubra la zona con una compresa caliente durante 20 minutos.

La dieta también puede contribuir a controlar los síntomas de la bursitis. Seguir una dieta rica en alimentos antiinflamatorios, como frutas, verduras y pescados grasos, puede ayudar a reducir la inflamación del organismo y favorecer la curación. Evitar los alimentos procesados, el azúcar y el alcohol también puede ayudar a reducir la inflamación y mejorar la salud en general.

Por último, los suplementos naturales como la cúrcuma, el jengibre y los ácidos grasos omega-3 también pueden ser eficaces para reducir la inflamación y aliviar el dolor asociado a la bursitis. Estos suplementos son de venta libre y pueden tomarse en forma de cápsulas o añadirse a los alimentos.

ACNÉ

Cuando los folículos pilosos se obstruyen con grasa y células cutáneas muertas aparecen granos, puntos blancos o negros nos enfrentamos al acné, un trastorno que afecta mayormente a adolescentes pero que puede aparecer a cualquier edad.

Causas

- Exceso de producción de grasa.
- Folículos pilosos tapados por células muertas de la piel o por grasa.
- Bacterias.
- Inflamación.

Factores que pueden desencadenar o empeorar el acné:

- Cambios hormonales.
- Algunos medicamentos: (corticosteroides, litio o testosterona).
- Alimentación: carbohidratos, fritos, procesados, azúcares, refinados… empeoran el acné.
- Infecciones.

- Estrés: no es un desencadenante en sí, pero lo empeora.

Síntomas

- Granos (pápulas con pus).
- Puntos blancos (poros cerrados tapados).
- Espinillas (poros abiertos tapados).
- Irregularidades sensibles pequeñas y rojas.
- Bultos dolorosos bajo la piel. Pueden ser sólidos (nódulos) o estar llenos de pus (lesiones quísticas).
- Suele aparecer en la cara, la frente, hombros, parte superior de la espalda y en el pecho.

Tratamiento

Empecemos por lo principal y la causa de muchas dolencias, la dieta. Hay factores dietéticos que están muy relacionados con el acné como el índice glucémico y la insulina. Una alimentación con un alto índice glucémico provoca un aumento de la insulina lo que aumenta a su vez la producción de sebo por el organismo y en consecuencia al desarrollo y la gravedad del acné.

Dieta antiinflamatoria

Está demostrado que una dieta antiinflamatoria tiene excelentes resultados para tratar el acné además de muchos otros beneficios.

Evite azúcares, procesados, colorantes, conservantes, refinados, granos (pan blanco, pasteles, bebidas con edulcorantes, pasteles, galletas, caramelos, snacks, cereales para desayuno…)

Tome huevos, carnes de pasto, pescados salvajes, frutas y verduras ecológicas, evite el agua del grifo, instale un sistema de filtrado en su casa.

Si toma leche reduzca el consumo y procure que sea leche de vacas de pasto. La leche contiene hormonas que se asocian al acné y pueden causar cambios hormonales que lo provocan o empeoran.

Zinc

El zinc es un nutriente esencial muy importante para el crecimiento y desarrollo celular, la producción de hormonas y la función inmunitaria. Hay investigaciones que muestran que las personas con acné suelen tener niveles más bajos de zinc y que tomar de 30 a 45 mg. de zinc elemental por día puede lograr una reducción significativa del acné.

Recomiendo el extracto de ostras, tomar 4 cápsulas al día (a partir de 12 años), 2 cápsulas al día (para menores de 12 años), en pocas semanas verá increíbles resultados.

Omega-3

La mayoría de las personas no están consumiendo una cantidad suficiente de ácidos grasos omega-3. Los aceites de pescado contienen los principales tipos de ácidos grasos omega-3, el ácido eicosapentaenoico y el ácido docosahexaenoico. Unos niveles altos de estos dos ácidos disminuyen los factores de inflamación lo que contribuye a mejorar el acné.

Incluya en su dieta salmón salvaje, anchoas, sardinas, nueces, semillas de lino molidas, semillas de chía… y tome un buen suplemento de aceite de pescado. Siempre es mejor la opción natural, pero si no soporta el pescado no le queda más que suplementar.

Miel cruda y canela

Las propiedades antibacterianas y antiinflamatorias de la miel y la canela pueden reducir el acné.

Ponga en un cuenco 2 cucharadas de miel cruda con una cucharadita de canela, mezcle bien hasta formar una pasta y aplique sobre la piel limpia, deje actuar de 10 a 15 minutos. Pasado este tiempo aclare la máscara y seque la piel sin frotar, dando toques suaves.

Aceite de árbol del té y aceite de coco

Es un potente antibacteriano y antiinflamatorio que puede reducir el acné. El aceite de árbol del té es muy fuerte y hay que diluirlo antes de utilizarlo, mezcle una parte de aceite de árbol del té con 9 partes de agua y aplique con un bastoncillo de algodón en las partes afectadas. Como reseca bastante la piel, aplique después aceite de coco, otro potente antibacteriano que además es un magnífico hidratante.

Té verde

El epigallocatequina-3-galato (EGCG) es el principal antioxidante del té verde y se ha demostrado que reduce la producción de sebo, combate la inflamación e inhibe el crecimiento de bacterias por lo que es excelente para personas propensas al acné. Además de toar una o dos tazas diarias de té verde, empape una gasa en la infusión y aplique sobre la piel varias veces al día dejando que seque.

También puede hacer una mascarilla mezclando, hojas de té verde machacadas con un par de cucharadas de miel cruda.

Aloe vera

El aloe vera es magnífico para tratar afecciones de la piel como quemaduras, abrasiones, erupciones cutáneas… Contiene ácido salicílico y azufre que ayudan a reducir el acné.

Tome la hoja de la planta y quítele la cáscara y la parte amarillenta dejando sólo la pasta o gel. Aplíquese sobre la zona afectada varias veces al día dejando actuar durante 10 o 15 minutos antes de aclarar.

Plata coloidal

En casos de acné grave recomiendo la plata coloidal, pulverizar en las zonas afectadas varias veces al día, en poco tiempo verá resultados.

SALUD CRÓNICA

SALUD CRÓNICA

Información sobre el manejo de enfermedades crónicas como diabetes, hipertensión, artritis, asma, alergias.

Pautas que deben tener en cuenta las personas que tienen o que conviven con una persona que padece una enfermedad crónica:

Comprender la enfermedad crónica es fundamental para manejarla de manera efectiva. Buscar información precisa y confiable sobre la enfermedad en cuestión es crucial para tomar decisiones informadas y participar activamente en el cuidado de su salud.

Trabajar en equipo con un médico integrativo es esencial para el manejo efectivo de la enfermedad crónica. Comuníquese con el regularmente, siga sus recomendaciones y solicite ayuda cuando sea necesario.

Adoptar un estilo de vida saludable es crucial para mejorar la calidad de vida y reducir el riesgo de complicaciones. Alimentación equilibrada, actividad física regular y evitar tabaco y bebidas alcohólicas.

Identificar y controlar los factores de riesgo es fundamental para prevenir complicaciones.

El apoyo y la comprensión de los seres queridos son fundamentales para el manejo efectivo de la enfermedad crónica. Esto incluye ser paciente y comprensivo, y ofrecer apoyo emocional y práctico cuando sea necesario.

Utilizar estrategias de manejo efectivas es crucial para el manejo de la enfermedad crónica. Planifique y organice el manejo de su salud con herramientas de apoyo, como diarios de síntomas y recordatorios de medicación.

DIABETES

La diabetes es una afección crónica que afecta la forma en que el cuerpo regula y utiliza el azúcar (glucosa) como fuente de energía. Hay varios tipos de diabetes, pero los dos más comunes son la diabetes tipo 1 y la diabetes tipo 2.

Se desconoce la causa exacta de la mayoría de los tipos de diabetes. Tanto en diabetes tipo 1, como en diabetes tipo 2, la glucosa se acumula en el torrente sanguíneo debido a que el páncreas no produce suficiente insulina (diabetes tipo 1) o porque las células del cuerpo no responden adecuadamente a la insulina (diabetes tipo 2). Ambas clases de diabetes pueden ser causadas por una combinación de factores genéticos y ambientales.

Diagnóstico

El diagnóstico de la diabetes se basa en pruebas de glucosa en sangre. Los niveles elevados de glucosa en ayunas o después de una comida pueden indicar diabetes.

Las pruebas comunes incluyen la prueba de hemoglobina A1c, la prueba de glucosa en ayunas y la prueba de tolerancia a la glucosa oral.

Los pacientes con diabetes deben controlar regularmente sus niveles de glucosa con un glucómetro para ajustar su tratamiento y prevenir complicaciones.

Precauciones para el paciente

- Mantenga un estilo de vida saludable: coma una dieta equilibrada con alimentos ricos en nutrientes, haga todo lo posible por tomar solo alimentos como carne, huevos, quesos…, de animales de pasto, pescados salvajes como caballa, sardinas, salmón…, fruta (sin abusar) y verduras orgánicas, evite todos los procesados y envasados, haga ejercicio regularmente y evite el tabaco y el alcohol.

- Beba suficiente agua, una hidratación adecuada ayuda a mantener los niveles de glucosa estables.

- Controle sus niveles de glucosa según las indicaciones que le haya dado su médico.

- Aprenda a reconocer los síntomas de hiperglucemia e hipoglucemia (niveles descompensados de azúcar en sangre) y cómo tratarlas.

Hiperglucemia

La hiperglucemia, es cuando los niveles de glucosa en la sangre están elevados. Afecta tanto a personas con diabetes como a quienes no la padecen. Los síntomas incluyen micción frecuente, sed aumentada, visión borrosa y fatiga inusual. Si no se controla, puede provocar complicaciones graves.

Hipoglucemia

La hipoglucemia es una condición en la que los niveles de glucosa en sangre están demasiado bajos. Esto puede ocurrir en personas con diabetes que toman medicamentos para reducir el azúcar en sangre, especialmente si no han comido lo suficiente o han realizado ejercicio intenso. Los síntomas incluyen sudoración, temblores, mareos y confusión. Es importante tratar la hipoglucemia de manera adecuada para evitar complicaciones.

Remedios naturales

Hay remedios naturales que ayudan a controlar la diabetes. Es importante recordar que estos remedios no reemplazan a la prevención y debe vigilar sus niveles de glucosa hasta revertir la diabetes. Su mejor aliado será un médico integrativo antes de introducir nuevos enfoques en su manejo de la diabetes.

- **Té de salvia (Salvia officinalis)**

La salvia tiene efecto hipoglucemiante y ayuda a disminuir el azúcar en sangre. Se ha utilizado tradicionalmente para el control de la diabetes.

Prepare una infusión con una cucharada o dos de hojas secas de salvia por taza y bébala hasta 2 veces al día.

- **Té de carqueja (Baccharis trimera)**

La carqueja también tiene acción hipoglucemiante y antioxidante. Ayuda a mantener estable la glucosa en sangre.

*Prepare una infusión con 10 gramos de carqueja en 500 ml de agua hirviendo y bébala hasta 3 veces al día.

- **Té de pezuña de vaca (Bauhinia forficata)**

La pezuña de vaca es una planta que se ha utilizado

popularmente para controlar la diabetes. Contiene una proteína que actúa de manera similar a la insulina en el organismo.

Consulte con un médico antes de usarla pues puede interactuar con medicamentos para el control de la diabetes o la hipertensión.

En raros casos puede provocar efectos secundarios leves como malestar estomacal o reacciones alérgicas.

Es recomendable que la eviten embarazadas y lactantes por no haber investigación suficiente sobre sus efectos en la mamá y el bebé.

- **Jengibre (Zingiber officinale)**

El jengibre tiene propiedades antidiabéticas, hipolipemiantes y antioxidantes. Mejora la sensibilidad a la insulina y reduce la oxidación. Puede añadirlo a comidas, infusiones…, en la web tiene infinidad de recetas.

- **Aloe vera (Aloe barbadensis)**

Estudios recientes sugieren que el aloe vera puede ser beneficioso para tratar la diabetes y la prediabetes. Puede aumentar los niveles de insulina y mejorar la salud ocular.

Recuerde que para que estos remedios naturales sean efectivos, deben complementarse con una alimentación equilibrada, ejercicio.

ALIMENTOS DENSOS EN NUTRIENTES BENEFICIOSOS PARA UNA PERSONA DIABÉTICA

Una persona diabética puede tomar una variedad de alimentos densos en nutrientes para mantener una dieta equilibrada y controlar los niveles de glucosa en sangre.

Ejemplos de alimentos densos en nutrientes beneficiosos para las personas diabéticas:

1. Frutas y verduras frescas: Estos alimentos son ricos en nutrientes esenciales como vitaminas, minerales y fibra.

2. Carnes magras: Las carnes magras, como el pollo y el cerdo, son ricas en proteínas y grasas saludables.

3. Pescados salvajes: Salmón, caballa, arenques, sardinas…, son ricos en grasas saludables y nutrientes esenciales.

4. Granos integrales: Los granos integrales, como el arroz integral, el trigo integral y la avena, son ricos en fibra.

5. Nueces y semilla: Las nueces y semillas, como las almendras, las nueces de macadamia y las semillas de chía, son ricas en grasas saludables.

6. Legumbres: Las legumbres, como las lentejas, los garbanzos y las judías, son ricas en proteínas y fibra.

7. Aceites saludables: Los aceites saludables, como el aceite de oliva virgen extra y el aceite de coco virgen extra, son ricos en grasas saludables y nutrientes esenciales.

8. Yogur natural y kéfir: El yogur natural y el kéfir son ricos en proteínas y nutrientes esenciales, y puede ayudar a controlar los niveles de glucosa en sangre.

9. Leche de almendras: La leche de almendras es una excelente fuente de proteínas.

10. Batata (boniato, camote): La batata es rica en hidratos de carbono complejos.

Es importante recordar que cada persona es única, y es fundamental consultar con un profesional de la salud para obtener recomendaciones personalizadas sobre la dieta y el estilo de vida adecuados para una persona diabética.

HIPERTENSIÓN

La hipertensión o presión arteriales altas, es una afección en la que la presión de la sangre contra las paredes de las arterias es más alta de lo normal y el corazón tiene que esforzarse más para bombear sangre a través de ellas.

Específicamente, la hipertensión se define como una presión arterial sistólica (cuando el corazón se contrae) igual o superior a 140 mmHg y/o una presión arterial diastólica (cuando el corazón se relaja) igual o superior a 90 mmHg.

Causas

- La hipertensión puede ser causada por factores, como la genética, el envejecimiento, el consumo excesivo de sal, la obesidad, el sedentarismo, el estrés y el consumo de alcohol.

- En algunos casos, no se identifica una causa específica, lo que se denomina hipertensión esencial o primaria.

Diagnóstico

- El diagnóstico se basa en la medición de la presión arterial en diferentes ocasiones. Se considera hipertensión si la lectura es igual o superior a 140/90 mm Hg.

- El médico también evalúa los antecedentes médicos y realiza un examen físico para determinar la causa subyacente.

- La hipertensión se clasifica en grados según la magnitud de la presión arterial.
-

Prevención

Para prevenir la hipertensión arterial, se pueden tomar diversas medidas que incluyen cambios en el estilo de vida y hábitos saludables.

1. Procure llevar una dieta saludable:

- Elimine la sal refinada, cámbiela por sal marina natural sin refinar, por ejemplo, sal de Guérande.

- Consuma carnes, huevos, mantequilla de animales de pasto. Pescados salvajes como salmón, caballa, sardinas, arenques…, tome frutas y verduras orgánicas diariamente. Aceite de oliva, de coco, de aguacate, siempre virgen extra.

- Evite el consumo de grasas saturadas, refinados, procesados, tabaco y alcohol.

2. Realice actividad física de forma regular:

- La recomendación general es de al menos 30 minutos (si, es más, mejor) de ejercicio al día para mantener un peso óptimo y prevenir la hipertensión, pero, hágalo al aire libre siempre que sea posible y tenga en cuenta que debe ser ejercicio intenso, si camina, hágalo a buen paso, añada ejercicio de fuerza, pesas, musculación…

3. Mantener un peso adecuado a la edad y estatura:

- Reducir el exceso de peso ayuda a reducir la presión arterial.

4. Dejar de fumar y evitar la exposición al humo del tabaco:

- El tabaco aumenta la presión arterial, por lo que es importante evitar fumar.

5. Manejar el estrés de manera saludable:

- Practicar ejercicios de relajación, mantener relaciones sociales positivas y buscar formas de reducir el estrés pueden contribuir a prevenir la hipertensión.

Estas medidas preventivas son fundamentales para reducir el riesgo de hipertensión arterial y sus complicaciones asociadas, como enfermedades cardiovasculares, accidentes cerebrovasculares, insuficiencia renal y otros problemas de salud.

COLESTEROL

El colesterol es esencial para una salud óptima, sin embargo, ha sido demonizado desde principios de la década de 1950, tras la popularización de la investigación defectuosa de *Ancel Keys*. Como resultado, las personas ahora gastan decenas de miles de millones de dólares en medicamentos para reducir el colesterol cada año, pensando que tienen que reducir esta molécula "peligrosa" para no desplomarse de un ataque cardíaco.

El colesterol es esencial para la función celular

La deficiencia de colesterol afecta prácticamente todos los aspectos de su salud. Una de las principales razones de este efecto generalizado es que el colesterol desempeña un papel fundamental dentro de las membranas celulares. Su cuerpo está compuesto por billones de células que necesitan interactuar entre sí. El colesterol es una de las moléculas que permiten que se produzcan estas interacciones. Por ejemplo, el colesterol es el precursor de los ácidos biliares, por lo que, sin cantidades suficientes de colesterol, su sistema digestivo puede verse afectado negativamente.

También desempeña un papel esencial en el cerebro, que contiene alrededor del 25 por ciento del colesterol del cuerpo. Es fundamental para la formación de sinapsis, es decir, las conexiones entre las neuronas, que le permiten pensar, aprender cosas nuevas y formar recuerdos. De hecho, hay razones para creer que las dietas bajas en grasas y/o los medicamentos para reducir el colesterol pueden causar o contribuir a la enfermedad de Alzheimer. Los niveles bajos de colesterol también se han relacionado con el comportamiento violento, debido a cambios adversos en la química del cerebro.

Además, necesita colesterol para producir hormonas esteroides, incluidas las hormonas sexuales. La vitamina D también se sintetiza a partir de un pariente cercano del colesterol: el 7-dehidrocolesterol.

Identificación de los factores de riesgo de las enfermedades cardíacas

Las enfermedades cardíacas son claramente una de las principales causas de muerte en los EE. UU., por lo que es imperativo que la gran mayoría de las personas comprendan los factores de riesgo para evitar convertirse en una estadística. Sin embargo, el colesterol total no le dirá prácticamente nada sobre su riesgo de enfermedad, a menos que sea excepcionalmente elevado (por encima de 330 más o menos, lo que sugeriría hipercolesterolemia familiar, que, en mi opinión, sería casi el único momento en que un medicamento para reducir el colesterol sería apropiado).

Dos proporciones que son indicadores mucho mejores del riesgo de enfermedad cardíaca son:

1. **Su relación HDL/colesterol total:**

El porcentaje de HDL es un factor de riesgo de enfermedad cardíaca muy potente. Simplemente divida su nivel de HDL por su colesterol total. Lo ideal es que este porcentaje esté por encima del 24 por ciento. Por debajo del 10 por ciento, es un indicador significativo del riesgo de enfermedad cardíaca

2. **Sus proporciones de triglicéridos/HDL:**

Lo ideal es que este porcentaje esté por debajo de 2.

Cuatro factores de riesgo adicionales para la enfermedad cardíaca

1. **Su nivel de insulina en ayunas:**

Cualquier comida rica en carbohidratos como la fructosa y los granos refinados genera un rápido aumento de la glucosa en la sangre y de la insulina para compensar el aumento del azúcar en la sangre. La insulina liberada por comer demasiados carbohidratos promueve la grasa y hace que sea más difícil para su cuerpo eliminar el exceso de peso, y el exceso de grasa, particularmente alrededor de su vientre, es uno de los principales contribuyentes a las enfermedades cardíacas.

2. **Su nivel de azúcar en la sangre en ayunas:**

Los estudios han demostrado que las personas con un nivel de azúcar en la sangre en ayunas de 100-125 mg/dl tenían un riesgo casi un 300 por ciento mayor de tener enfermedad coronaria que las personas con un nivel inferior a 79 mg/dl.

3. **La circunferencia de su cintura:**

La grasa visceral, el tipo de grasa que se acumula alrededor de los órganos internos, es un factor de riesgo bien reconocido para las enfermedades cardíacas. La forma más sencilla de evaluar su riesgo aquí es simplemente midiendo la circunferencia de su cintura.

*El tamaño de su cintura puede ser un poderoso predictor de hipertensión y otras enfermedades crónicas.

4. **Su nivel de hierro:**

El hierro puede ser un estrés oxidativo muy potente, por lo que si tiene niveles excesivos de hierro puede dañar sus vasos sanguíneos y aumentar su riesgo de enfermedades cardíacas. Lo ideal es controlar los niveles de ferritina y asegurarse de que no superen los 80 ng/ml. La forma más sencilla de bajarlos si están elevados es donar sangre. Si eso no es posible, puede someterse a una flebotomía terapéutica y eso eliminará eficazmente el exceso de hierro de su cuerpo.

Lo que necesita saber sobre el LDL y el HDL con respecto a las enfermedades cardíacas

LDL y HDL significan lipoproteína de baja densidad y lipoproteína de alta densidad, respectivamente. Si bien la mayoría de las personas hablan de ellas como si fueran diferentes tipos de colesterol, es importante tener en cuenta que el hecho de que estos marcadores tiendan a correlacionarse con el riesgo de enfermedad cardiaca no significa que una cosa esté causando la otra.

La importancia de la vitamina K2 para la salud del corazón

Hay otro contribuyente importante a un sistema vascular saludable y es la vitamina K2, que es responsable de la integración del calcio en la placa arterial causada por las partículas de LDL oxidadas. Es fundamental para mantener las arterias limpias y funciona junto con una serie de otros nutrientes, los más importantes de los cuales son la vitamina D, el calcio y el magnesio. La vitamina K2 se encuentra principalmente en los alimentos fermentados y en las grasas animales. Las mejores fuentes que la mayoría de la gente consume son las yemas de huevo y el queso, especialmente los quesos duros.

Hay evidencia epidemiológica de que una dieta rica en vitamina K2 reduce el riesgo de enfermedad cardíaca y de calcificación de las válvulas cardíacas y protege contra la calcificación de los vasos sanguíneos en general.

De 180 a 200 microgramos de vitamina K2 deberían ser suficientes para activar las proteínas dependientes de K2 de su cuerpo para transportar el calcio a donde debe estar y eliminarlo de los lugares donde no debería.

Como he comentado en numerosas ocasiones, la vitamina D es un nutriente fundamental para una salud óptima y se obtiene mejor de la exposición al sol segura. Sin embargo, tomar vitamina D por vía oral puede ser problemático a menos que también esté obteniendo cantidades suficientes de vitamina K2. De hecho, este es un punto realmente crucial que no se ha enfatizado lo suficiente en el pasado: **si opta por la vitamina D oral, también debe consumirla en sus alimentos o tomar suplementos de vitamina K2.**

¿Por qué? Porque cuando toma vitamina D, su cuerpo crea más proteínas dependientes de la vitamina K2, las proteínas que ayudan a mover el calcio en su cuerpo. Pero necesita vitamina K2 para activar esas proteínas. Si no se activan, el calcio en su cuerpo no se distribuirá adecuadamente y puede provocar huesos más débiles y arterias endurecidas.

En resumen, la vitamina K2 asegura que el calcio se deposite y se elimine de las áreas apropiadas. Al tomar vitamina D, estás creando una mayor demanda de K2. Y la vitamina D y K2 trabajan juntas para fortalecer los huesos y mejorar la salud del corazón.

Consejos para reducir el colesterol de forma natural

IMPORTANTE

Lo que su médico debería decirle y no le dice:

Si decide tomar medicamentos para reducir el colesterol en lugar de abordar el problema subyacente, no solo está deteniendo el proceso de curación natural de su cuerpo, sino que se está exponiendo a medicamentos que están cargados de efectos secundarios, entre los que está el agotamiento de su cuerpo de coenzima Q10, lo que conduce a fatiga, debilidad muscular, dolor y, en última instancia, insuficiencia cardíaca.

Es fundamental entender lo siguiente:

Hay una gran diferencia entre los niveles de colesterol promedio y los saludables.

Hoy en día, sin embargo, con respecto al colesterol, se recomiendan niveles cada vez más bajos sin más consideraciones.

El colesterol no es el villano malvado que le han hecho creer

El colesterol es esencial y crucial para una amplia variedad de funciones vitales en su cuerpo.

Es una parte integral de las membranas celulares, y también es el precursor (la materia prima) que el cuerpo utiliza para producir las hormonas esteroides, una de las cuales es la vitamina D. Su piel contiene colesterol, y cuando los rayos UVB del sol tocan su piel, convierten esa forma de colesterol en vitamina D3, que luego se transporta a su sangre. Luego, su cuerpo lo convierte en la forma activa de vitamina D.

Pero eso no es todo. Cuando sus niveles de colesterol bajan demasiado, ocurren una serie de eventos negativos en su cuerpo.

Los riesgos del colesterol bajo

El colesterol también es esencial para una salud

cerebral óptima. Ayuda en la formación de sus recuerdos y es vital para la función neurológica. De hecho, el colesterol bajo se ha relacionado con una variedad de problemas neurológicos, incluida la pérdida de memoria.

Tener muy poco de este compuesto beneficioso también:

- Aumenta el riesgo de depresión.
- Puede aumentar el riesgo de suicidio.
- Puede conducir a un comportamiento violento y agresión.
- Aumentar el riesgo de cáncer y enfermedad de Parkinson.

Qué es "colesterol demasiado alto"

Personalmente, creo que cualquier cosa por encima de 330 es probablemente demasiado alta. Pero otra forma de determinar si está en riesgo de un metabolismo anormal del colesterol es verificar su proporción de HDL, o colesterol "bueno", y su colesterol total.

Su porcentaje de HDL es un factor de riesgo de enfermedad cardíaca muy potente.

Simplemente divida su nivel de HDL por su colesterol. Lo ideal es que ese porcentaje esté por encima del 25 por ciento. Por lo general, cuanto más alto, mejor, ya que no se conocen efectos secundarios por tener un colesterol bueno demasiado alto.

Si su proporción cae por debajo del 15-20 por ciento, está en alto riesgo, y por debajo del 10 por ciento, es un indicador significativo de riesgo de enfermedad cardíaca.

Cómo tratar el colesterol alto de manera segura y eficaz

En primer lugar, tenga en cuenta que simplemente reducir la ingesta de colesterol en la dieta no es una estrategia primaria eficaz.

¿Por qué?

Porque el 75 por ciento de su colesterol es producido por su hígado, que está influenciado por sus niveles de insulina. Por lo tanto, si optimiza sus niveles de insulina, también regulará sus niveles de colesterol.

Una de las formas más poderosas de hacerlo es haciendo ejercicio y prestando atención a los alimentos que consume. Los alimentos que aumentan los niveles de insulina también contribuirán al colesterol alto al hacer que el hígado produzca más.

Estas son mis principales recomendaciones para reducir y regular de manera segura sus niveles de colesterol

- Haga una cantidad adecuada de ejercicio.
- Reduzca, con el plan de eliminar, los cereales y azúcares en su dieta diaria.
- Coma los alimentos adecuados para su tipo nutricional.
- Coma una buena porción de su comida cruda, comience con una pequeña ensalada todas sus comidas, puede incluso incluir este hábito en el desayuno, con una buena vinagreta elaborada con aceite de oliva virgen extra,

aromáticas y vinagre de manzana no pasteurizado.

- Asegúrese de consumir muchas grasas Omega3 de origen animal de alta calidad.
- *En mi Linktree puede ver Yukon Pure que es de salmón rojo de Alaska y es una opción excelente.
- Evite fumar y beber alcohol en exceso.
- Aborde sus desafíos emocionales.
- Tome 2 cucharadas de lecitina de soja con un vaso de zumo natural de naranja o mandarina en el desayuno.

Lo que debe saber si decide tomar medicamentos para el colesterol

Si decide continuar tomando estatinas, es vital que comprenda el mecanismo de acción de estos medicamentos.

Por lo general, funcionan reduciendo una enzima en

el hígado, lo que no solo reduce la producción de colesterol, sino que también reduce la producción de coenzima Q10. Cuando se reduce la producción de coQ10, aumenta el riesgo de una variedad de problemas de salud diferentes.

El envejecimiento prematuro es uno de los principales efectos secundarios de tener muy poca coQ10 porque esta vitamina esencial recicla otros antioxidantes, como la vitamina C y E.

La deficiencia de CoQ10 también acelera el daño al ADN. Por lo tanto, es absolutamente vital complementar con coQ10 si está tomando un medicamento con estatinas. Desafortunadamente, muchos médicos no informan a sus pacientes de este hecho.

Si tiene más de 40 años, Le recomiendo encarecidamente que tome una forma reducida de coenzima Q10 llamada ubiquinol, porque su cuerpo la absorbe de manera mucho más efectiva.

ARTRITIS

La artritis es una condición en la que una o más articulaciones presentan inflamación o degeneración, es dolorosa y causa hinchazón, rigidez y limitación en el movimiento de las articulaciones.

La osteoartritis y la artritis reumatoide son las más comunes, pero existen más de 100 tipos diferentes de artritis.

La osteoartritis se relaciona con la degeneración del cartílago y empeora con la edad, mientras que la artritis reumatoide es una enfermedad autoinmune donde el sistema inmunitario ataca las articulaciones.

Síntomas

Los síntomas comunes son:

- Dolor articular.
- Inflamación.
- Deformidad.
- Disminución de la movilidad.
- Enrojecimiento y calor en la piel alrededor de la articulación.

Tratamiento

1. Alimentación:

Es muy importante combatir la inflamación y para hacerlo nos será de gran ayuda una dieta antiinflamatoria. Elimine de su alimentación todos los procesados, refinados, envasados, azúcares… Trate de consumir solo carne, huevos, mantequilla…, de animales de pasto, (tome todos los días 2/3 tazas de caldo de huesos). Evite pescados de piscifactoría, tome solo pescados salvajes, el salmón, la caballa, sardinas, arenques…, son excelentes. Los productos y tratamientos aplicados a frutas y verduras son muy tóxicos e inflamatorios, procure que sean orgánicos. Cocine solo con aceite de oliva, de coco o de aguacate virgen extra, también puede utilizar manteca. Aceites refinados (canola, girasol, semillas…) son muy inflamatorios. Evite el tabaco y el alcohol.

*Hay una prueba muy sencilla que recomiendo y suele dar muy buenos resultados, elimine el gluten de su dieta durante 20 días, nada de pan, galletas, bollería…, nada que contenga gluten, es muy difícil de digerir y la mayor parte de los granos hoy son tratados con glifosato, un fitosanitario muy tóxico.

2. Fisioterapia:

Un buen fisioterapeuta puede ayudarle a mantener la flexibilidad de sus manos, la fuerza en sus dedos y a controlar el dolor mediante distintas terapias, masajes, calor, frío, electroterapia, acupuntura, etc. Además, puede enseñarle ejercicios fáciles de realizar en casa usted mismo para mantener el movimiento de sus dedos, la fuerza y la flexibilidad además de aliviar el dolor.

3. Magnesio:

Un suplemento de magnesio es muy beneficioso para una persona con artritis gracias a sus propiedades antiinflamatorias, su capacidad para reducir la inflamación en las articulaciones y aliviar el dolor articular. El magnesio también es esencial para la formación de colágeno, que es crucial para el tejido conectivo de las articulaciones, y facilita la absorción de calcio en los huesos, lo que contribuye a mantener la salud articular. Además, el magnesio actúa como un antioxidante, reduciendo el estrés oxidativo que puede desencadenar enfermedades como la artritis. Un suplemento de magnesio ayuda a mejorar la salud articular, reducir la inflamación y aliviar el dolor en personas con artritis.

4. Sulfato de glucosamina:

El sulfato de glucosamina ayuda a regenerar el cartílago y reduce la inflamación en las articulaciones. Proporciona alivio sintomático del dolor y contribuye a modificar la progresión de la enfermedad. Además, la glucosamina estimula la formación y reparación del cartílago articular, proporciona elasticidad al cartílago, previene el desgaste de las articulaciones, tiene efecto antiinflamatorio y es efectivo contra el dolor articular. Puede buscar un suplemento que combine Glucosamina, condroitina y MSM, esta combinación ayuda a combatir el deterioro de las articulaciones, alivia el dolor de huesos y articulaciones, contribuye a la flexibilidad y elasticidad y combate la artritis y osteoartritis al ayudar a hidratar el cartílago al tiempo que lo protege.

5. Cúrcuma:

La cúrcuma tiene excelentes propiedades antiinflamatorias y puede aprovecharlas añadiendo esta especia a sus comidas o tomando esta bebida llamada Golden milk:

INGREDIENTES

Para 2 personas

-Leche (de vacas de pasto) o bebida vegetal 500 ml

-Canela en rama 1

-Clavos 2

-Cardamomo verde 1

-Jengibre fresco 5 gr

-Pimienta negra en grano 2

-Cúrcuma molida 5 gr

-Miel cruda 15 ml

** Si añade miel cruda a cualquier bebida, asegúrese de que no está caliente, el calor elimina los beneficios de la miel.*

-Canela de Ceylán al gusto

ELABORACIÓN

Calentar la leche con la rama de canela, los clavos, el cardamomo abierto, los granos de pimienta y el jengibre picado o molido. Bajar el fuego antes de que llegue a ebullición y añadir la cúrcuma, removiendo bien. Dejar cocer a fuego muy lento durante al menos 5 minutos.

Colar y repartir en tazas y servir con un poco de canela molida por encima. También se puede batir con una batidora de cappuccino para que quede esponjoso o servirlo con una nube de leche encima.

Puede tomarla caliente o fría.

ASMA

El asma es una enfermedad respiratoria crónica que afecta a millones de personas en todo el mundo.

Síntomas

Dificultad para respirar, tos y sibilancias.

Causas

Está causada por la inflamación y el estrechamiento de las vías respiratorias.

El ayurveda considera que el asma es causada por un desequilibrio en los doshas, o energías vitales, del cuerpo, especialmente el dosha Kapha.

El ayurveda también considera que la acumulación de toxinas en el cuerpo, la exposición a alérgenos y la debilidad del sistema inmunológico pueden contribuir a la aparición del asma.

Tratamiento

Existen varios remedios naturales que pueden ayudar a controlar los síntomas y mejorar la calidad de vida de las personas que padecen asma.

Ejercicios respiratorios

Uno de los remedios naturales más eficaces contra el asma son los ejercicios respiratorios. Estas técnicas se centran en la respiración profunda, que puede ayudar a mejorar la capacidad pulmonar y reducir la inflamación. Uno de los ejercicios respiratorios más populares es el método Buteyko, que consiste en respirar lenta y superficialmente por la nariz manteniendo la respiración durante unos segundos. Esta técnica ayuda a reducir la hiperventilación y a mejorar el flujo de oxígeno a los pulmones.

Plantas y suplementos

Muchas plantas tienen propiedades antiinflamatorias que pueden ayudar a reducir la inflamación de las vías respiratorias y mejorar la respiración. Algunas de las plantas más populares utilizadas para el asma son la cúrcuma, la manzanilla y el jengibre. Estas plantas pueden consumirse en forma de té o tomarse como suplementos en forma de pastillas o cápsulas.

Si he de quedarme con una elijo el jengibre por sus propiedades antiinflamatorias que pueden ayudar a reducir la inflamación de las vías respiratorias y mejorar la función pulmonar. Puede consumirse en diversas formas, como té, cápsulas o raíz de jengibre fresca. Sin embargo, es importante tener en cuenta que el jengibre puede interactuar con ciertos medicamentos, por lo que es mejor consultar con un profesional sanitario antes de utilizarlo. Si está contraindicado para usted, use cúrcuma o manzanilla.

Ayurveda

El ayurveda utiliza una variedad de terapias para tratar el asma, como la terapia herbal, la terapia de masaje y la terapia de yoga.

Comino, hinojo y jengibre: Se recomienda comer arroz basmati con comino, hinojo y jengibre para aumentar el fuego digestivo y mejorar la función pulmonar.

Trikatu: Mezcle una cucharadita de canela y 1/4 de cucharadita de trikatu en una taza de agua hirviendo.

Dejar reposar durante 10 minutos y agregar 1 cucharadita de miel cruda. Esta mezcla puede ayudar a reducir la inflamación y mejorar la función pulmonar.

Inhalación de vapor de agua caliente con aceites esenciales: Inhalar vapor de agua caliente con aceites esenciales, como el eucalipto y la menta, ayuda a abrir las vías respiratorias y reducir la inflamación.

Ejercicios de respiración: Los ejercicios de respiración, como la respiración profunda y la meditación, pueden ayudar a reducir el estrés y mejorar la función pulmonar.

Terapia de masaje: Ayuda a reducir la tensión muscular y mejorar la función pulmonar.

Medicina china

La medicina china tiene una perspectiva diferente sobre el asma en comparación con la medicina occidental. A continuación, se presentan algunas de las concepciones de la medicina china sobre el asma:

La medicina china denomina al asma bronquial como "Xiao Chuan", que significa "sonido de flema en la garganta" y "dificultad respiratoria" en chino.

La medicina china considera que el asma es causada por una disfunción en el sistema respiratorio, que puede ser causada por factores como el frío, el calor, la humedad, el viento y la sequedad.

La medicina china también considera que la acumulación de "Tan" en los pulmones y el ataque de patógenos externos o internos pueden contribuir a la aparición del asma.

La medicina china utiliza una variedad de terapias para tratar el asma, como la acupuntura, la moxibustión, la terapia herbal y la terapia de masaje.

Acupuntura: La acupuntura ayuda a reducir la inflamación y mejorar la función pulmonar.

Las hierbas que se utilizan comúnmente en la medicina china para tratar el asma y cómo se pueden preparar:

Raíz de regaliz: la raíz de regaliz se utiliza comúnmente en la medicina china para tratar el asma debido a sus propiedades antiinflamatorias y expectorantes. Se puede preparar como té hirviendo 1-2 cucharaditas de raíz de regaliz en agua durante 10-15 minutos.

Semilla de perilla: la semilla de perilla se utiliza comúnmente en la medicina china para tratar el asma debido a sus propiedades antiinflamatorias y antialérgicas. Se puede preparar como té hirviendo 1-2 cucharaditas de semillas de perilla en agua durante 10-15 minutos.

Raíz de jengibre: la raíz de jengibre se utiliza comúnmente en la medicina china para tratar el asma debido a sus propiedades antiinflamatorias y expectorantes. Se puede preparar como té hirviendo 1-2 cucharaditas de raíz de jengibre en agua durante 10-15 minutos. Como he mencionado en párrafos anteriores, el jengibre puede interactuar con ciertos medicamentos, es conveniente tenerlo en cuenta.

Suplementos

Magnesio

Otro remedio natural que puede ayudar a controlar los síntomas del asma. El magnesio es un broncodilatador natural, lo que significa que puede ayudar a relajar los músculos de las vías respiratorias y mejorar la respiración. Entre los alimentos ricos en magnesio se encuentran las almendras, las espinacas, el aguacate y el chocolate negro. Y también existen suplementos de magnesio que son de gran ayuda. En el blog www.karimanesr.com encontrará mucha información sobre este mineral milagroso, que tipo de Mg le conviene, dosis por sexo y edad…, le recomiendo que lea este artículo, por si le sirve de ayuda, ahí aparecen los que yo he probado y recomiendo, libres de colorantes, edulcorantes y otros aditivos tóxicos que puede pedir directamente o buscarlos en su tienda de productos naturales.

Aceites esenciales

Los aceites esenciales como el de eucalipto, de menta y de lavanda también pueden utilizarse como remedios naturales para el asma. Estos aceites tienen propiedades antiinflamatorias y broncodilatadoras que pueden ayudar a reducir la inflamación de las vías respiratorias y mejorar la respiración.

Formas de utilizar los aceites esenciales para el asma:

Inhalación: se puede inhalar aceites esenciales como el aceite de lavanda, el aceite de eucalipto, el aceite de menta y el aceite de limón para ayudar a abrir las vías respiratorias y reducir la inflamación.

Se puede hacer esto agregando unas gotas de aceite esencial a un difusor de aromaterapia o inhalando directamente el aroma del aceite esencial de la botella.

Masaje: se puede mezclar aceites esenciales con un aceite portador, como el aceite de coco o el aceite de almendras, y masajear el pecho y la espalda para ayudar a reducir la inflamación y mejorar la función pulmonar.

Algunos aceites esenciales que se pueden utilizar para el masaje incluyen el aceite de lavanda, el aceite de clavo dulce, el aceite de orégano y el aceite de jengibre.

Compresas: se pueden aplicar compresas calientes

con aceites esenciales en el pecho y la garganta para ayudar a reducir la inflamación y mejorar la función pulmonar.

Dieta

Los cambios en la dieta también pueden ayudar a controlar los síntomas del asma. Una dieta rica en frutas, verduras y cereales integrales puede proporcionar las vitaminas y minerales necesarios para una función pulmonar saludable. Los alimentos ricos en ácidos grasos omega-3, como el salmón y la linaza, también pueden ayudar a reducir la inflamación del organismo.

Los huevos de codorniz son un alimento que ha demostrado grandes beneficios para la salud en general, incluyendo el asma.

Además, existen otros alimentos que se han relacionado con beneficios para el asma, como:

Pescado graso: el pescado graso, como el salmón, el atún y la caballa, es rico en ácidos grasos omega-3, que tienen propiedades antiinflamatorias y pueden ayudar a reducir la inflamación en las vías respiratorias.

Yema de huevo: la yema de huevo es rica en

vitamina D, que puede ayudar a reducir la inflamación y mejorar la función pulmonar.

Frutas y verduras locales y de temporada (preferiblemente orgánicas en lo posible): las frutas y verduras son ricas en antioxidantes y otros nutrientes que pueden ayudar a reducir la inflamación y mejorar la función pulmonar. Algunas frutas y verduras que se han relacionado con beneficios para el asma incluyen las manzanas, las bayas, las naranjas, las zanahorias y los tomates.

Por último, evitar los desencadenantes es esencial para controlar los síntomas del asma. Entre los desencadenantes más comunes se encuentran la contaminación, el humo, los alérgenos y el estrés. Identificando y evitando los desencadenantes es posible reducir la frecuencia y gravedad de las crisis asmáticas.

En conclusión, los remedios naturales pueden ayudar a controlar los síntomas y mejorar la calidad de vida. Los ejercicios respiratorios, los suplementos a base de plantas, los cambios en la dieta y evitar los desencadenantes son estrategias eficaces para controlar el asma.

ALERGIAS

Las alergias son una reacción del sistema inmunitario de algunas personas ante sustancias extrañas como el polen, el veneno de las abejas, el pelo de las mascotas, productos químicos…

Cuando una persona sufre alergia, su sistema inmune produce anticuerpos que identifican a un alérgeno en particular como dañino (aunque para el resto de las personas no lo sea). Cuando esta persona entra en contacto con el alérgeno su sistema inmune percibe un ataque y reacciona haciendo que las vías respiratorias, la piel, los senos paranasales o el aparato digestivo se inflamen. Esto puede ir desde una irritación menor hasta anafilaxis (una situación de emergencia potencialmente mortal).

Síntomas

Los síntomas de una alergia son variados y depende de la sustancia que la provoque. Generalmente afectan a las vías respiratorias, fosas y senos nasales, la piel y el sistema digestivo en un rango que va de leve a grave. Hay algunos casos en los que la alergia puede poner en riesgo la vida de la persona al desencadenar una reacción conocida como anafilaxia.

Ejemplos de alergias y sus síntomas

Rinitis alérgica. Alergia al polen de diferentes plantas o árboles, fiebre del heno, polvo, ácaros, moho, caspa de animales…

- Estornudos.
- Picor en los ojos, nariz o paladar.
- Congestión nasal, mocos.
- Conjuntivitis, ojos irritados, hinchados, llorosos.

Alergia alimentaria. Maní o cacahuetes, frutos secos, soja, pescado, trigo, huevo, leche, marisco...

- Hinchazón en labios, boca, garganta o cara.
- Urticaria.
- Anafilaxia.

Alergia a la picadura de un insecto. Abeja, avispa, hormiga roja...

- Edema (gran hinchazón) en la zona de la picadura.
- Picor o urticaria por el cuerpo.
- Náuseas, vómitos o diarrea.
- Dificultad para respirar, tos, opresión en el pecho, sibilancia por el cierre de las vías respiratorias.
- Anafilaxia.

Alergia a un medicamento. Especialmente penicilina o antibióticos basados en penicilina.

- Picor o urticaria por el cuerpo
- Erupción cutánea
- Hinchazón en el rostro
- Dificultad para respirar
- Anafilaxia

Tratamiento

Algunas alergias son graves y requieren la atención urgente de su médico. Sin embargo, para los casos más leves, los remedios naturales pueden proporcionar todo el alivio que necesita con relativamente poco gasto o molestia. Incluso las personas con alergias graves que requieren medicamentos pueden encontrar estos consejos en el hogar útiles para aliviar los síntomas.

-Las saunas faciales o dispositivos de vapor, así como los irrigadores nasales son un remedio convencional para las alergias y los senos paranasales rellenos. El tratamiento consiste en que el vapor o el agua acceda a la cavidad nasal para eliminar los alérgenos (como el polen) y aflojar el moco.

Cabe destacar que solo debe usar agua natural, destilada o filtrada, ya que el agua del grifo puede introducir organismos potencialmente peligrosos en su sistema. Para saber más sobre el agua de calidad le recomiendo este completo artículo, le ayudará.

- **Los filtros de aire** particulado de alta eficiencia (HEPA) alivian los síntomas al atrapar alérgenos y otros irritantes en el aire, como la caspa y el polvo de las mascotas.

Los purificadores de aire portátiles equipados con filtros HEPA pueden purificar el aire en dormitorios y otros espacios confinados por sí mismos. Sin embargo, los sistemas para toda la casa que incorporan filtros HEPA en el sistema de calefacción, ventilación y aire acondicionado (HVAC) de su hogar, según la Agencia de Protección Ambiental de los Estados Unidos (EPA), tienen el potencial de brindarle una mejor calidad del aire.

-**Los deshumidificadores** también pueden ayudar a limpiar el aire, eliminan la humedad del aire y el suelo, lo que frena el crecimiento de moho que puede empeorar las alergias.

Plantas y suplementos para tratar alergias

Bromelina: Es una enzima que se encuentra en la piña que a veces se usa para frenar la inflamación después de una cirugía sinusal. La bromelina reduce la hinchazón y mejora la respiración. Es un primer paso seguro.

Quercetina: Es un pigmento vegetal que también se ha identificado como útil para las alergias por sus propiedades antiinflamatorias. Para tomar quercetina a diario solo tiene que incluir la cebolla en sus ensaladas y platos, es una gran fuente de quercetina.

Jengibre y ortiga: Son plantas que ayudan a aliviar los síntomas de la alergia y bajan la inflamación. Puede prepararlas en infusión.

Aceite virgen de perilla: Puede encontrarlo en suplemento (cápsulas) y es infalible para tratar los síntomas alérgicos como la rinitis, la conjuntivitis y los estornudos. La perilla es una de las mejores plantas antialérgicas y puede ayudar a prevenir la alergia.

Serrapeptasa y lumbroquinasa: Ayudan a acabar con los fastidiosos síntomas de la alergia, el asma, la rinitis alérgica y la sinusitis.

Manzanilla: Las propiedades antiinflamatorias de la manzanilla ayuda a aliviar la irritación de las mucosas y los ojos.

Escabiosa: La escabiosa ayuda a calmar el picor y la irritación alérgica.

Gordolobo: El gordolobo puede ayudar a calmar la irritación alérgica.

Perpetua: La perpetua tiene un gran poder antihistamínico.

Ortiga: la ortiga tiene propiedades antihistamínicas y puede ayudar a combatir la alergia.

Tomillo: el tomillo puede ayudar a aliviar los síntomas de la alergia.

Cebolla: la cebolla tiene propiedades antiinflamatorias y puede ayudar a reducir la congestión nasal.

Eucalipto: el eucalipto puede ayudar a aliviar la alergia y la congestión nasal.

Puede conseguir las plantas en tiendas naturales / herbolarios. Para hacer una infusión, ponga una cucharada de la planta que elija en un vaso de agua muy caliente, tape y deje reposar 10 minutos antes de tomar.

Importante

Si toma medicamentos antes de probar cualquier hierba o suplemento, hable con su médico de confianza para asegurarse de que estas opciones herbales no interactúen con ningún medicamento que pueda estar tomando o sean contraproducentes para cualquier enfermedad que ya padezca.

Ponga especial atención si planea quedarse embarazada o ya lo está pues hay plantas que debe evitar.

Ducharse

Es impresionante capacidad de una ducha caliente humeante para calmar los senos paranasales y limpiar los conductos nasales, aunque solo sea temporalmente. Si una vez en la ducha pone en el suelo de la ducha unas cuantas gotas de aceite de eucalipto y abre el agua caliente, el vapor le ayudará a descongestionarse y aliviará los síntomas alérgicos.

El fuerte aroma a pino del aceite de eucalipto puede sobrecargar la inhalación de vapor, ayudando a abrir aún más los senos paranasales y las fosas nasales. El vapor del aceite proporciona una sensación similar al mentol que puede hacer la respiración más fácil.

Las duchas ofrecen un beneficio adicional para las personas con alergias de primavera. Un enjuague rápido después de pasar tiempo al aire libre puede ayudar a eliminar los alérgenos de la piel y el cabello, y evitar que se propaguen a la ropa, los muebles, las fundas de almohada y otras superficies donde es probable que empeoren sus síntomas.

SALUD MENTAL

Karim A Nesr

SALUD MENTAL

Reconocimiento y manejo de problemas de salud mental como ansiedad, estrés y depresión.

Pautas que deben tener en cuenta las personas que sufren o que conviven con una persona que padece algún problema de salud mental:

Busque información precisa y confiable sobre la enfermedad en cuestión para tomar decisiones informadas y participar activamente en el cuidado de la salud.

Trabaje en equipo con un médico integrativo especializado en su problema. Comuníquese con el regularmente, siga sus recomendaciones y pídale ayuda cuando sea necesario.

Es de gran ayuda crear un plan de cuidado personalizado, seguir un horario de medicación y realizar seguimientos médicos regulares. Utilice herramientas de apoyo, como llevar un diario de síntomas para ayudar a su médico.

El apoyo y la comprensión de los seres queridos son

fundamentales para la persona que padece una enfermedad mental. Es esencial ser paciente y comprensivo, y ofrecer apoyo emocional y práctico cuando sea necesario.

La comunicación debe ser abierta y honesta, tanto con la familia y allegados como con su médico, esto es fundamental para el control, manejo y seguimiento de la enfermedad mental.

Cuide la salud física, mantenga una dieta equilibrada, haga ejercicio regularmente y evite el consumo de bebidas alcohólicas y drogas.

Procure mantener una actitud positiva, practicar técnicas de relajación y reducir el estrés.

Reducir el estigma asociado con la enfermedad mental es crucial. Hablar de la enfermedad mental de manera abierta y honesta, y evitar generalizaciones y estereotipos.

ANSIEDAD

La ansiedad limita su vida. Le aprisiona en un mundo pequeño, le ahoga y le condiciona cada cosa que quiere lograr. Pero puede ganarle la batalla.

La ansiedad se presenta como una sensación de miedo, preocupación o tensión emocional.

- Preocupación constante: la persona puede sentir que algo malo va a suceder o que algo no está bien, incluso si no hay una razón clara para sentirse así.
- Sensación de peligro inminente: la persona puede sentir que está en peligro o que algo malo va a suceder en cualquier momento.
- Síntomas físicos: la ansiedad también puede manifestarse a través de síntomas físicos, como sudoración, palpitaciones, temblores, tensión muscular, dificultad para respirar, mareo o náuseas.
- Sensación de pérdida de control: la persona puede sentir que no tiene control sobre sus pensamientos o emociones, lo que puede aumentar la sensación de ansiedad.

La palabra "ansiedad" proviene del latín "anxietas", que significa congoja, aflicción o angustia. La ansiedad es un estado emocional que se caracteriza por una sensación de inquietud, intranquilidad, inseguridad o desasosiego ante lo que se vivencia como una amenaza inminente y de causa indefinida.

La diferencia básica entre la ansiedad normal y la patológica es que esta última se basa en una valoración irreal o distorsionada de la amenaza, esto indica una alteración del sistema nervioso.

Aunque la ansiedad es una parte normal de la vida, cuando es excesiva y crónica, tiene un impacto negativo en la salud mental y física.

Prevención, qué hacer

Afortunadamente, existen diversos remedios naturales que pueden ayudar a aliviar los síntomas de la ansiedad sin necesidad de medicación.

1. **Ejercicio:** es uno de los remedios naturales más eficaces contra la ansiedad. El ejercicio libera endorfinas, que son los potenciadores

naturales del estado de ánimo del cuerpo, y también ayuda a reducir el estrés y la tensión. Elija ejercicios que le hagan sentirse bien, no aquellos ejercicios que le estresen ¿le gusta bailar? ¿le relaja nadar?

2. **Meditación:** otro remedio natural eficaz contra la ansiedad es la meditación. La meditación es una práctica de atención plena que implica centrarse en el momento presente y dejar ir los pensamientos y sentimientos negativos. Se ha demostrado que reduce los síntomas de ansiedad y mejora la salud mental en general. Otros remedios naturales para la ansiedad son dormir lo suficiente y procurar un sueño de calidad, seguir una dieta equilibrada y practicar ejercicios de respiración profunda. Además, se ha demostrado que ciertas hierbas y suplementos, como la manzanilla, la lavanda y la raíz de valeriana, en suplementos, infusiones o aceites esenciales en masajes o aromaterapia tienen un efecto calmante en el organismo y pueden ayudar a reducir los síntomas de la ansiedad.

3. **Rescue Remedy:** es un remedio que combina cinco Flores de Bach originales: Clematis, Cherry Plum, Impatiens, Rock Rose y Star of Bethlehem. Este remedio tradicional se utiliza para aliviar la ansiedad, el estrés y la tensión emocional. Se presenta en diferentes formas, como gotas, pastillas, cremas y espray, y se puede utilizar en humanos y mascotas. Algunos de los lugares donde se puede adquirir Rescue Remedy son farmacias, tiendas de productos naturales y online. *En gotas se toman 4 gotas debajo de la lengua, repetir la dosis cada 3/4 horas.

4. **Baños de Sales Epsom:** Añadir 1 kilo de sales Epson en la bañera y sumergirse durante 20 minutos con música relajante. Si no dispone de bañera se puede disfrutar de un baño de pies mientras disfruta de una comedia o un buen libro, 1 vaso de sales de Epson en un barreño con agua agradablemente caliente durante 20 minutos.

5. **Magnesio:** El tiempo que tarda el magnesio en proporcionar alivio a los síntomas de ansiedad

puede variar de una persona a otra. Algunos individuos pueden notar mejoras en pocos días, mientras que otros pueden necesitar varias semanas de suplementación constante o cambios en la dieta antes de experimentar efectos notables. Podemos potenciar los resultados con masajes de magnesio en los pies, durante 7 minutos mientras vemos la televisión aplicamos aceite de magnesio hasta su total absorción.

La dosis recomendada de magnesio para tratar la ansiedad depende del tipo de suplemento de magnesio que se utilice. Por ejemplo, la dosis recomendada de citrato de magnesio es de 400 a 600 mg al día, mientras que la dosis recomendada de bisglicinato de magnesio es de 300 a 500 mg al día. En Linktree Karim A Nesr actualizo constantemente la lista de suplementos recomendables sin aditivos dañinos, puede adquirirlo online o buscarlos en su tienda de productos naturales.

6. **Aceites esenciales para tratar la ansiedad:**

- Lavanda: es uno de los aceites esenciales más populares para tratar la ansiedad. Tiene propiedades calmantes y relajantes que pueden ayudar a reducir la ansiedad y mejorar el sueño.

- Bergamota: es un aceite esencial cítrico que puede ayudar a reducir la ansiedad y el estrés. Tiene propiedades relajantes y puede ayudar a mejorar el estado de ánimo.
- Nardo: es un aceite esencial que se utiliza para tratar la ansiedad y la depresión. Tiene propiedades relajantes y puede ayudar a reducir la tensión y el estrés.
- Flor de cananga: es un aceite esencial que se utiliza para tratar la ansiedad y la depresión. Tiene propiedades relajantes y puede ayudar a reducir la tensión y el estrés.
- Pachulí: es un aceite esencial que se utiliza para tratar la ansiedad y la depresión. Tiene propiedades relajantes y puede ayudar a reducir la tensión y el estrés.
- Rosa: es un aceite esencial que se utiliza para tratar la ansiedad y la depresión. Tiene propiedades relajantes y puede ayudar a reducir la tensión y el estrés.

Para utilizar los aceites esenciales para tratar la ansiedad, se pueden seguir las siguientes formas de utilización:

Aromaterapia: se puede utilizar un difusor de aceites esenciales para difundir el aroma en el ambiente. También se pueden inhalar los aceites directamente de la botella o aplicar unas gotas en un pañuelo y llevarlo consigo.

Masaje: se pueden diluir los aceites esenciales en un aceite portador, como el aceite de almendras o el aceite de coco, y aplicarlos en la piel mediante un masaje suave.

Baño: se pueden añadir unas gotas de aceites esenciales al agua del baño para disfrutar de sus propiedades relajantes.

7. Adaptógenos

Existen varios adaptógenos que pueden ayudar a reducir la ansiedad, le dejo una lista con los más importantes:

- Ashwagandha: es un adaptógeno que se utiliza para reducir el estrés y la ansiedad. Tiene propiedades calmantes y puede ayudar a mejorar el estado de ánimo.

- Rhodiola: es un adaptógeno que se utiliza para tratar la ansiedad. Tiene propiedades estimulantes y puede ayudar a mejorar la concentración y la memoria.
- Schisandra: es un adaptógeno que tiene propiedades calmantes y puede ayudar a mejorar la concentración y la memoria.
- Tulsi: es un adaptógeno con propiedades calmantes y puede ayudar a mejorar el estado de ánimo.

Hay combinaciones de adaptógenos personalizadas que son muy efectivas para tratar la ansiedad, pero deben ser preparadas teniendo en cuenta el historial, la medicación y otros factores importantes.

Es importante tener en cuenta que, aunque los remedios naturales pueden ser muy eficaces para aliviar los síntomas de ansiedad, no deben utilizarse como sustitutos del tratamiento médico profesional. Si experimenta síntomas graves de ansiedad, es importante que pida ayuda a un médico integrativo e informarle de toda la medicación / suplementos que está tomando, para que pueda evaluar las posibles interacciones.

ESTRÉS

El estrés es como un motor que acelera las enfermedades, desgastando el cuerpo y la mente hasta que colapsan.

En esta era moderna, el estrés se ha convertido en una parte inevitable de nuestras vidas. Desde las demandas laborales hasta las preocupaciones familiares, todos enfrentamos situaciones estresantes. Sin embargo, aprender a manejar el estrés de manera efectiva es crucial para nuestra salud y bienestar general.

El estrés es un problema común que afecta a personas de todas las edades y orígenes. Puede tener un impacto significativo en la salud física y mental de una persona.

El estrés es un acelerador de "problemas físicos y emocionales".

Algunos de los efectos del estrés:

1. Sobre el Cuerpo:

- Dolor de cabeza.

- Tensión o dolor muscular.
- Dolor en el pecho.
- Fatiga.
- Malestar estomacal.
- Enfermarse con mayor facilidad debido a un sistema inmunológico más débil.

2. Sobre el estado de ánimo:

- Ansiedad.
- Desasosiego.
- Falta de motivación o concentración.
- Sentirse abrumado.
- Malhumor o ira.
- Depresión o tristeza.

3. Sobre el Comportamiento:

- Comer en exceso o no comer lo suficiente.
- Abuso de drogas o alcohol.
- Evitar a los amigos y quedarse en casa.
- Hacer ejercicio con menos frecuencia.
- Problemas de sueño.

- Consumo de tabaco.

El estrés puede ser desencadenado por diversas situaciones y factores. Aquí están algunas de las causas más comunes:

Presión Laboral:

- Exceso de trabajo.
- Plazos ajustados.
- Relaciones tensas en el lugar de trabajo.

Problemas Personales:

- Conflictos familiares.
- Problemas financieros.
- Pérdida de un ser querido.

Cambios Importantes en la Vida:

- Mudanzas.
- Cambios en el estado civil (matrimonio, divorcio).
- Cambios en la rutina diaria.

Expectativas y Demandas Sociales:

- Cumplir con las expectativas de los demás.
- Presiones sociales y culturales.

Salud Física:

- Enfermedades crónicas.
- Dolor crónico.
- Lesiones.

Tecnología y Conectividad Constante:

- La era digital puede aumentar la sensación de estar siempre "conectado" y disponible.

Factores Ambientales:

- Contaminación.
- Ruido excesivo.
- Condiciones climáticas extremas.

Estilo de Vida:

- Falta de sueño.
- Dieta poco saludable.
- Falta de ejercicio.

Eventos Traumáticos:

- Accidentes.
- Desastres naturales.
- Violencia.

Perfeccionismo y Autoexigencia:

- Altas expectativas personales.
- Miedo al fracaso.

Es importante reconocer estas causas y aprender a manejar el estrés de manera efectiva para mantener una buena salud mental y física.

El estrés no soluciona nada y una buena reflexión es "si la vida es un anticipo de la muerte ¿cómo quiero irme de este mundo?", esta reflexión relativiza mucho cualquier preocupación que tenga.

* Esta reflexión es útil cuando el estrés es un factor externo (trabajo, compromisos...). A veces el estrés es un factor interno (deficiencias, tóxicos, parásitos...).

El estrés no controlado puede derivar en problemas de salud graves, como presión arterial alta, enfermedades cardíacas, accidentes cerebrovasculares, obesidad y diabetes. Por lo tanto, es importante aprender a manejar el estrés de manera efectiva. Algunas estrategias incluyen hacer ejercicio regularmente, practicar técnicas de relajación, mantener el sentido del humor y pasar tiempo con la familia y amigos. Si tienes síntomas de estrés persistentes, consulta a un profesional de la salud para obtener orientación y apoyo.

Remedios naturales para afrontar el estrés

Rutinas Diarias: Establezca una rutina diaria para fomentar la calma y el equilibrio.
Horarios regulares para comer, dormir y actividades ayudan a reducir el estrés.

Respire conscientemente: Practique técnicas de respiración como pranayama.
La respiración consciente calma la mente y reduce la ansiedad.

Meditación con Mantras: Repita mantras o palabras sagradas para enfocar la mente y liberar el estrés. Yo suelo usar la palabra GRACIAS. La meditación regular es beneficiosa.

Aceite de Masaje (Abhyanga): Realice masajes con aceite de sésamo orgánico en todo el cuerpo, un par de horas disfrute de un baño con sales Epsom. El masaje nutre los tejidos, calma el sistema nervioso y equilibra los doshas.

Alimentación Consciente: Coma alimentos frescos, calientes y cocidos.
Evite comidas excesivamente frías o procesadas.

Descanso y sueño: Priorice el descanso adecuado. Mantenga una rutina de sueño regular.

Evite estímulos excesivos: Limite la exposición a pantallas y ruido. Pase tiempo en la naturaleza para recargarse.

Expresarse creativamente: Pintura, música, escritura o cualquier forma de expresión liberan tensiones. Encuentre una actividad que te relaje y nutra el alma.

Ejercicio

Uno de los remedios naturales más eficaces contra el estrés es el ejercicio. La actividad física regular puede ayudar a reducir el estrés mediante la liberación de endorfinas, que son sustancias químicas naturales que mejoran el estado de ánimo y reducen el dolor. El ejercicio también puede ayudar a mejorar la calidad del sueño, que a menudo se ve alterada por el estrés. Otros remedios naturales contra el estrés son la meditación, el yoga y los ejercicios de respiración profunda. Estas prácticas pueden ayudar a calmar la mente y el cuerpo, reduciendo los sentimientos de ansiedad y tensión.

Aromaterapia

Otro remedio natural contra el estrés es la aromaterapia. Se ha demostrado que los aceites esenciales como la lavanda, la manzanilla y la bergamota tienen un efecto calmante sobre el cuerpo y la mente. Pueden añadirse a un difusor o aplicarse tópicamente para ayudar a reducir el estrés y promover la relajación. Otros remedios naturales para el estrés son los suplementos herbales como la ashwagandha, la raíz de valeriana y la pasiflora. Estos suplementos se han utilizado durante siglos para ayudar a reducir el estrés y la ansiedad.

Nutrición

La dieta también puede contribuir a controlar el estrés. Seguir una dieta equilibrada que incluya mucha fruta, verdura y cereales integrales puede ayudar a reducir la inflamación del cuerpo, que puede contribuir al estrés. Evitar el exceso cafeína y el alcohol también puede ayudar a reducir el estrés, ya que estas sustancias pueden aumentar la sensación de ansiedad y tensión.

Aumentar el consumo de alimentos ricos en:

Magnesio: Desempeña un papel crucial en la respuesta al estrés de tu cuerpo.
Los niveles bajos de magnesio se asocian con

ansiedad y ataques de pánico.
Alimentos ricos en magnesio: acelga, almendras, espinacas, aguacates.

Vitaminas del Grupo B: **Vitamina B5 (Ácido Pantoténico)**: Ayuda a reducir el estrés y la fatiga.
Vitamina B6 (Piridoxina): Importante para la producción de neurotransmisores como la serotonina.
Alimentos ricos en vitamina B: pollo, pescado, huevos, legumbres.

Vitamina C: Tiene propiedades antioxidantes y ayuda a reducir el estrés oxidativo.
Alimentos ricos en vitamina C: cítricos, kiwi, fresas, pimientos.

Ácidos Grasos Esenciales (Omega-3): Reducen la inflamación y mejoran la salud cerebral.
Fuentes: pescado graso, nueces, semillas de chía.

Triptófano: Precursor de la serotonina (hormona del bienestar).
Alimentos ricos en triptófano: bananas, semillas de calabaza, almendras.

Plantas y adaptógenos

Raíz de Astrágalo (Astragalus membranaceus): Aumenta la resistencia física y protege contra el estrés, infecciones y alergias.

Ginseng Coreano (Panax ginseng): Mejora la adaptación al estrés y fortalece el sistema inmunológico.

Rhodiola (Rhodiola rosea): Reduce la fatiga y mejora la claridad mental.

Ashwagandha (Withania somnifera): Ayuda a reducir el estrés y equilibra las hormonas.

Brahmi (Bacopa monnieri): Mejora la memoria y la concentración.

Tulsi (Albahaca Sagrada): Calma la mente y reduce la ansiedad.

Regaliz (Glycyrrhiza glabra): Equilibra el sistema adrenal.

Eleuterococo (Eleutherococcus senticosus): Aumenta la resistencia al estrés.

Maca (Lepidium meyenii): Mejora la energía y el estado de ánimo.

Schisandra (Schisandra chinensis): Adaptógeno que combate la fatiga y el estrés. Ayuda a vivir con menos ansiedad y cansancio.

Maca (Lepidium meyenii): Mejora la energía y el estado de ánimo.

Jengibre (Zingiber officinale): Tiene propiedades antiinflamatorias y puede ayudar a reducir el estrés.

Lavanda (Lavandula angustifolia): Su aroma relajante puede calmar la mente y reducir la ansiedad.

Flores de Bach

Las Flores de Bach son un recurso natural que puede ayudarte a combatir el estrés y encontrar equilibrio emocional. Estas esencias florales, desarrolladas por el Dr. Edward Bach, se utilizan para tratar problemas emocionales y mejorar el bienestar general. Aquí tienes algunas de las flores de Bach más efectivas para aliviar el estrés:

Impatiens (Impaciencia): Ayuda a vivir el momento presente con tranquilidad.
Reduce la impaciencia y la irritabilidad.

Roble (Oak): Ideal para quienes se obsesionan con el trabajo y tienen una gran cantidad de tareas.
Contribuye a adquirir noción del límite y a delegar trabajo en otros.

Castaño Dulce (Sweet Chestnut): Transforma el sufrimiento en liberación.
Ayuda a despertar el coraje y la confianza en uno mismo.

Crowea: Aporta fuerza y vitalidad, reduciendo el estrés, la irritabilidad y el mal humor.

Olmo (Elm): Indicada en momentos de sobrecarga de responsabilidades o presión extrema.
Despeja el bloqueo tanto intelectual como físico.

Verbena (Verbain): Para los perfeccionistas en exceso, la hiperactividad y el nerviosismo.
Aporta tolerancia, relajación y moderación.

Olivo (Olive): Cierra las fugas energéticas producidas por el estrés diario.
Fortalece y reduce el agotamiento mental y físico.

En conclusión, los remedios naturales para el estrés pueden ser una forma eficaz de controlarlo y mejorar el bienestar general. Desde el ejercicio y la meditación hasta la aromaterapia y los suplementos de hierbas, hay muchos remedios naturales disponibles para ayudar a reducir el estrés y promover la relajación. Si incorpora estos remedios a su rutina diaria, podrá controlar mejor el estrés y disfrutar de una vida más sana y equilibrada

Recuerde que cada persona es diferente, así que pruebe diferentes métodos y encuentre el que mejor funcione para usted.

Consulte siempre con un médico integrativo antes de usar cualquier suplemento o hierba, especialmente si está tomando alguna medicación o está embarazada o planea estarlo.

Karim A Nesr

NUTRICIÓN

Karim A Nesr

NUTRICIÓN

Los pilares fundamentales para utilizar lo menos posible este libro de consulta que tiene en sus manos son, una buena nutrición, ejercicio diario y evitar al máximo los tóxicos que nos rodean y tratan de poner dentro de nuestro organismo de formas cada vez más creativas. Un organismo bien nutrido es un organismo fuerte, poderoso, capaz de enfrentar todas las dificultades.

NUTRICIÓN

"Que tu alimento sea tu medicina"

Esta frase que se atribuye a Hipócrates, conocido por muchos como "padre de la medicina", es tan simple, tan sencilla en su planteamiento que uno se pregunta ¿por qué no está grabada en la puerta de cada consulta médica del mundo.

Tratar de obtener los mejores y más nutritivos alimentos para nosotros y nuestros seres queridos es primordial. En ocasiones hay personas que me dicen que acceder a una buena alimentación no es siempre posible por su coste económico, lo entiendo, no es fácil adquirir productos de calidad con unos recursos limitados. Pero le invito a hacer un cambio en los planteamientos que se nos inculcan desde la cuna.

Comer bien cuesta más económicamente que comer mal.

Puede parecer que así es, pero comiendo mal todo es más difícil.

- Si como mal, mi salud, recursos energéticos y desempeño intelectual y físico son muy bajos. Difícilmente ascenderé o tendré progresos en las tareas que me proponga.
- Si como bien y nutro convenientemente mi cuerpo, mi salud, recursos

energéticos y desempeño intelectual y físico son muy superiores a los de personas que no cuidan su alimentación y tendré mucho más fácil progresar en mis tareas y/o ascender en mi trabajo.

Los datos son testarudos y no se les puede contradecir:

- Población peor alimentada: Peores puestos de trabajo, sueldos más bajos, peor desempeño académico, menos posibilidad de ascender, peores decisiones de vida …
- Población mejor alimentada: Mejores puestos de trabajo, más emprendimiento, mejor desempeño académico, mejores decisiones de vida…

Como no hay nada mejor que experimentar por uno mismo para ver la realidad, le propongo un ejercicio muy sencillo para que sea usted mismo quién vea la diferencia.

Mañana cuando se levante de la cama, desayune un buen tazón de cereales de cualquiera de esas cajas tan coloridas y llamativas del estante del supermercado. Apunte la hora y dedíquese a sus actividades diarias. Cuando sienta hambre, anote nuevamente la hora y como se siente, como está de cansado, que nivel de energía calcula que le queda sin parar a tomar un tentempié, como se encuentra en ese momento para afrontar alguna tarea exigente mentalmente… Guarde su nota.

Al día siguiente haga un pequeño esfuerzo, levántese 20 o 30 minutos antes de su hora habitual y prepárese unos huevos, fritos, revueltos, a la plancha…, como más le agraden y añada unas tiras de tocino / beicon o un filete de hígado, o de salmón, caballa, o unas sardinas (pueden ser de lata) … Apunte la hora y repita los pasos del día anterior.

Comprobará que tarda más en necesitar tomar algo, que mantiene un buen nivel de energía física y mental durante más tiempo. Esto hace que necesite tomar alimentos menos veces al día y ese ahorro lo puede dedicar a mejores alimentos. Su desempeño será mucho mejor y esto le ayudará a promocionarse para optar a un mejor puesto y sueldo o hacer mejor cualquier tarea física o mental que deba realizar o que se proponga. Además, mejorará su aspecto físico, su piel tendrá mejor aspecto, sus ojos lucirán con brillo en vez de apagados, su pelo se verá más sano y tendrá un aspecto mucho más saludable y vital y ¿a quién le presta más atención la gente o quién es promocionado antes en una empresa? ¿alguien con aspecto enfermizo o alguien con un aspecto lozano y saludable?

¿Qué es una buena alimentación?

Una buena alimentación empieza por ser conscientes de lo que ponemos en nuestro plato y el de nuestra familia.

- Reduzca al máximo los alimentos envasados.

Todos los alimentos envasados son "sospechosos" y contémplelos así cada vez que vaya a tomar uno de un estante. Lea detenidamente todos los ingredientes antes de ponerlo en su cesta, la inmensa mayoría de productos envasados contienen muchos aditivos que han demostrado ser tóxicos (muchos de ellos *potencialmente cancerígenos*) ¿qué por qué los ponen? Fácil, el dinero manda y tiene mucho poder. Como le decía, lea los ingredientes y si no tiene claro alguno, haga algo que me enseño una miembro de mi Comunidad de Patreon, déjelo en el estante, haga una foto de los ingredientes y compruébelos en casa tranquilamente. Esta es una tarea que puede ser un poco tediosa de hacer al principio, pero con el tiempo tendremos nuestra lista de productos libres de lo que no queremos en nuestras vidas.

- Elimine de su vida los ultra-procesados.

Los productos ultra-procesados se llaman así precisamente por que han pasado por varios procesos industriales en los que se han añadido colorantes, saborizantes, edulcorantes, aglomerantes, anti aglomerantes, texturizantes, aromas…, una cantidad disparatada de productos químicos que no deberían estar en el plato de nadie.

En la ficha técnica de muchos de estos productos podemos leer que son tóxicos a muchos niveles y causantes en muchos casos de hiperactividad en niños, demencias, fallos orgánicos, cáncer… Solo tiene que leer cualquier ficha de uno de estos productos.

- Procure una alimentación de kilómetro 0 y temporada.

Vivimos en un mundo globalizado en el que hemos normalizado tomar alimentos extraños a nuestra región en cualquier época del año y eso aun teniendo su atractivo, es algo “antinatural”, piense que para que usted pueda disfrutar de algunos alimentos, estos han sido cortados en verde, sin madurar naturalmente y han viajado miles de kilómetros en un contenedor en el que se le han añadido gases para pausar su maduración natural. Un producto de cercanía ha madurado en su árbol o planta tomando todos los nutrientes necesarios, incluido el necesario sol y se ha cortado en su momento ideal de maduración para llegar hasta usted delicioso y jugoso como debe ser.

Procure siempre que le sea posible, consumir frutas y vegetales orgánicos de cercanía.

- Consuma productos animales de calidad.

Personalmente, estoy totalmente seguro de que el sufrimiento de cualquier animal pasa a su carne y órganos. Además, si un animal vive hacinado en malas condiciones, necesita una cantidad ingente de antibióticos y vacunas para sobrevivir y el sufrimiento que ha padecido el animal y todos los productos que le han sido administrados, pasan a quienes consumen su carne.

Sin embargo, cuando un animal es criado en libertad, respetando su ciclo de crecimiento natural, alimentándolo de forma más natural y dejando que disfrute de espacio, movimiento, requiere de una cantidad mínima de antibióticos y otros productos para prevenir enfermedades y todo eso se nota en la calidad de su carne.

Procure siempre que le sea posible, consumir productos de animales de pasto, carne, órganos, mantequilla, huevos de gallinas criadas en libertad, etc.

Aplique lo mismo para los pescados, evite cualquier pez que se haya criado en granjas o cultivos, estos pescados son alimentados con piensos que en muchos casos contienen desechos de ¡animales granja! Esto es una alimentación antinatural para estas especies con los efectos que evidentemente tendrá sobre la calidad y nutrientes de estos pescados. También se les administran fármacos a través del agua o en el pienso. Procure consumir pescados salvajes como salmón, sardinas, caballa, arenques…

EMOCIONES

Todo lo anterior aplica también para las relaciones, si nos rodeamos de personas tóxicas no estaremos bien, por el contrario, si nos rodeamos de personas que nos aportan bienestar y nos ayudan a mejorar, seremos mucho más felices y disfrutaremos mucho más de la vida. Cuando nos sentimos bien con las personas que nos rodean nuestro organismo se relaja, deja de estar alerta (estrés) y eso hace que nuestro sistema inmune esté más fuerte y en mejores condiciones para afrontar los desafíos diarios.

EJERCICIO

El ejercicio es fundamental para sentirnos y estar bien. Caminar, nadar, tenis, golf… Escoja un deporte que le guste y practíquelo al aire libre siempre que sea posible y combínelo siempre con ejercicios de fuerza.

Practique el *grounding* o *earthing* que no es más que caminar sobre la tierra o el pasto (hierba) con los pies descalzos, expóngase a la luz solar tan necesaria para la vida.

MEDICAMENTOS

Karim A Nesr

MEDICAMENTOS

Información sobre el uso seguro de medicamentos de venta libre y prescritos.

Antes de tomar cualquier medicamento ya sea con receta o de venta libre, es necesario informarse de los beneficios y perjuicios o efectos adversos que puede tener en cada caso concreto. Pregunte a su médico, no tenga miedo o reparo, él está ahí para resolver sus dudas y es su obligación hacerlo. Ante cada receta usted debe conocer el motivo y los posibles efectos adversos, así como del riesgo/beneficio para su caso concreto. Hay fármacos que se prescriben para una dolencia, pero causan otros daños y hay que valorar siempre que sea posible el uso de opciones terapéuticas naturales sin estos inconvenientes asegurando que los pacientes reciban el tratamiento más efectivo con la menor cantidad de efectos adversos.

El farmacéutico también puede (debería) informarle cuando ve que hay prescripciones redundantes, sobre medicación o se han recetado fármacos incompatibles entre ellos a un paciente. (Es realmente preocupante la cantidad de veces que esto pasa).

Consúltele también sus dudas sobre las interacciones entre fármacos o efectos adversos al farmacéutico, suelen ser amables y es parte de su trabajo informar sobre los medicamentos al paciente o alertar al médico de un posible error en una prescripción o de su inconveniencia en un caso determinado.

No abandone un tratamiento sin consultar con un médico integrativo, esto también es recomendable antes de introducir suplementos o productos a base de plantas que pueden presentar incompatibilidades o interacciones con fármacos que esté tomando o cualquier condición que usted tenga.

QUE DEBE CONTENER SU BOTIQUÍN

Karim A Nesr

QUE DEBE CONTENER SU BOTIQÍN

Un botiquín en un hogar debe contener una variedad de materiales y medicamentos para atender a las necesidades específicas de las personas que viven en él, adultos, niños o ancianos.

A continuación, le muestro los elementos esenciales que debería incluir:

- **Material de curas y primeros auxilios**

  - Termómetro para medir la temperatura corporal.
  - Suero fisiológico para lavar heridas o los ojos en caso de que sea necesario.
  - Gasas estériles para cubrir heridas.
  - Tiritas, apósitos adhesivos para sujetar vendajes.
  - Vendas para inmovilizar extremidades.

- Antisépticos para desinfectar heridas. Miel cruda, jugo de zanahoria, cebolla, infusión de lavanda, pasta de ajo, aceite esencial o infusión de laurel, orégano, aloe vera que además es un poderoso cicatrizante… Escoja uno, todos son excelentes.
- Pomada de aloe vera para quemaduras o rozaduras.
- Crema antinflamatoria de caléndula o árnica para golpes.
- Crema o aceite de caléndula para picaduras de insectos.
- Sueros orales (agua de coco) para rehidratación, vómitos y diarrea.

- **Medicamentos**

  - Medicamentos específicos que tenga prescritos para condiciones crónicas como asma, alergias graves, epilepsia, dermatitis atópica, diabetes, etc.

- **Otros elementos útiles**

  - Linterna con pilas de repuesto para emergencias nocturnas.
  - Lupa para esa astillita o espina difícil de localizar.
  - Cuaderno y lápiz para registrar información médica.
  - Chupete y cuchara o biberón esterilizado de repuesto para bebés.
  - Repelente de insectos adecuado para la edad de los niños y los destinos vacacionales.

- **Información Útil**

  - Manual de primeros auxilios (este libro que tiene en sus manos) para guiar en la atención de emergencias.
  - Listado de teléfonos de emergencias como el número de emergencias de la región o país, el número del centro de

intoxicaciones y el número del pediatra habitual.

- Fotocopia de las tarjetas sanitarias y/o de su seguro médico.

- **Recomendaciones generales**

  - Revise periódicamente la caducidad de los medicamentos y productos sanitarios y repóngalos según sea necesario. Puede poner una hoja visible en la que tenga anotadas las fechas de caducidad de los productos.
  - Guarde los medicamentos en sus cajas originales con los prospectos.
  - No utilice el botiquín para almacenar fármacos que hayan sobrado de tratamientos pasados.
  - No confunda el botiquín con un dispensario casero; el botiquín debe contener solo los artículos necesarios para emergencias, mientras que el

dispensario casero contiene los medicamentos básicos y de uso habitual.

- Guarde el botiquín en un lugar seguro, fresco y seco, fuera del alcance de los niños, pero accesible para los adultos.

Karim A Nesr

QUERIDO LECTOR O LECTORA

En primer lugar, le doy las gracias por haber llegado hasta aquí, el mejor premio para un escritor es que sus lectores lleguen hasta las últimas páginas de sus libros.

Como ya sabrá si me sigue en las redes, tengo un propósito, conseguir que cada día haya más personas cuidando de su salud y la de los suyos, por eso, quiero invitarle a que se una a mi comunidad en **Patreon/karimanesr**, donde encontrará información muy valiosa y apoyo para mejorar su salud y su calidad de vida.

En Patreon, comparto con mis seguidores contenidos exclusivos que no encontrará en otro sitio, sobre temas como el sistema inmune, hormonas, problemas autoinmunes, dolor crónico, la nutrición, el ejercicio, la meditación, los miembros reciben regalos exclusivos como protocolos, adelantos de mis libros…

Además, podrá interactuar conmigo y con otros miembros de la comunidad, resolver sus dudas, compartir sus experiencias y recibir consejos o acceder a una consulta personalizada integrativa. Mi objetivo es que la salud sea para todos, por eso he creado diferentes niveles de suscripción para que el dinero no sea una excusa. Puede acceder a mi Patreon desde solo 1$ al mes, y disfrutar de todos los beneficios que le ofrezco. No lo dude más, y únase a mi comunidad en Patreon hoy mismo. Le espero con los brazos abiertos.

¡Gracias por su apoyo!

Me despido con esta frase de Hipócrates "Si no es su propio médico, es un tonto." Esta frase enfatiza nuestra responsabilidad personal, la responsabilidad de cuidar de nuestra salud y prestar atención a las señales de nuestro cuerpo. Me encantaría ayudarle y brindarle todas las herramientas para que se convierta en su mejor médico.

Reciba un gran abrazo y recuerde siempre que ¡le quiero sano!

Karim

Como puede mantener el contacto

- Cientos de artículos útiles en:

http://www.karimanesr.com

- Cientos de artículos de alto valor y exclusivos, regalos, adelanto de mis libros, consultas personalizadas integrativas, colaborar para ayudarme a seguir con mi labor por la salud y mucho más en:

Patreon/karimanesr

- También puede seguirme en Twitter / X

@karimanesr

- Suplementos sin aditivos en los que confío y recomiendo:

Linktree/karimanesr

Karim A Nesr

Made in the USA
Columbia, SC
29 July 2024

2a7c1814-81e0-45f1-9150-9980c00e1f28R03